MANUAL *da* GESTAÇÃO *Saudável*

Luana Zapelini

MANUAL *da* GESTAÇÃO *Saudável*

2019

1ª Edição

VITAL

VITAL EDITORA E PRODUTORA

Direção editorial
Silvia Vasconcelos
Produção editorial
Equipe Editora Pandorga
Preparação
Jéssica Gasparini Martins
Fotografias
Iva Micalosky
Revisão
Jéssica Gasparini Martins
Diagramação
Rebeca Massaro de Lima
Composição de capa
César Oliveira

Texto de acordo com as normas do Novo Acordo Ortográfico da Língua Portuguesa (Decreto Legislativo nº 54, de 1995).

Dados Internacionais de Catalogação na Publicação (CIP)
Bibliotecária responsável: Aline Graziele Benitez CRB-1/3129

Z37m Zapelini, Luana
1.ed. Manual da gestação saudável / Luana Zapelini. – 1.ed. – São Paulo: Pandorga, 2019.
120 p.; 14 x 21 cm.

ISBN: 978-85-8442-410-8

1. Medicina. 2. Saúde. 3. Nutrição. 4. Prevenção. I. Título.

CDD 613

Índice para catálogo sistemático:
1. Medicina: saúde
2. Nutrição: prevenção

2019
IMPRESSO NO BRASIL
PRINTED IN BRAZIL
DIREITOS CEDIDOS PARA ESTA EDIÇÃO À
EDITORA PANDORGA
Rodovia Raposo Tavares, km 22
CEP: 06709015 – Lageadinho – Cotia – SP
Tel. (11) 4612-6404
www.editorapandorga.com.br

Dedico este livro ao meu filho Lucca, minha maior fonte de inspiração. Com a espera dele, eu senti a necessidade de aprofundar meus conhecimentos e aplicá-los em mim mesma durante toda a gestação.

Através da minha experiência de uma gravidez saudável, senti o chamado da minha alma de escrever sobre o tema e ajudar muitas mamães, que assim como eu, ficavam com muitas dúvidas nesse momento único e tão cheio de transformações.

Índice

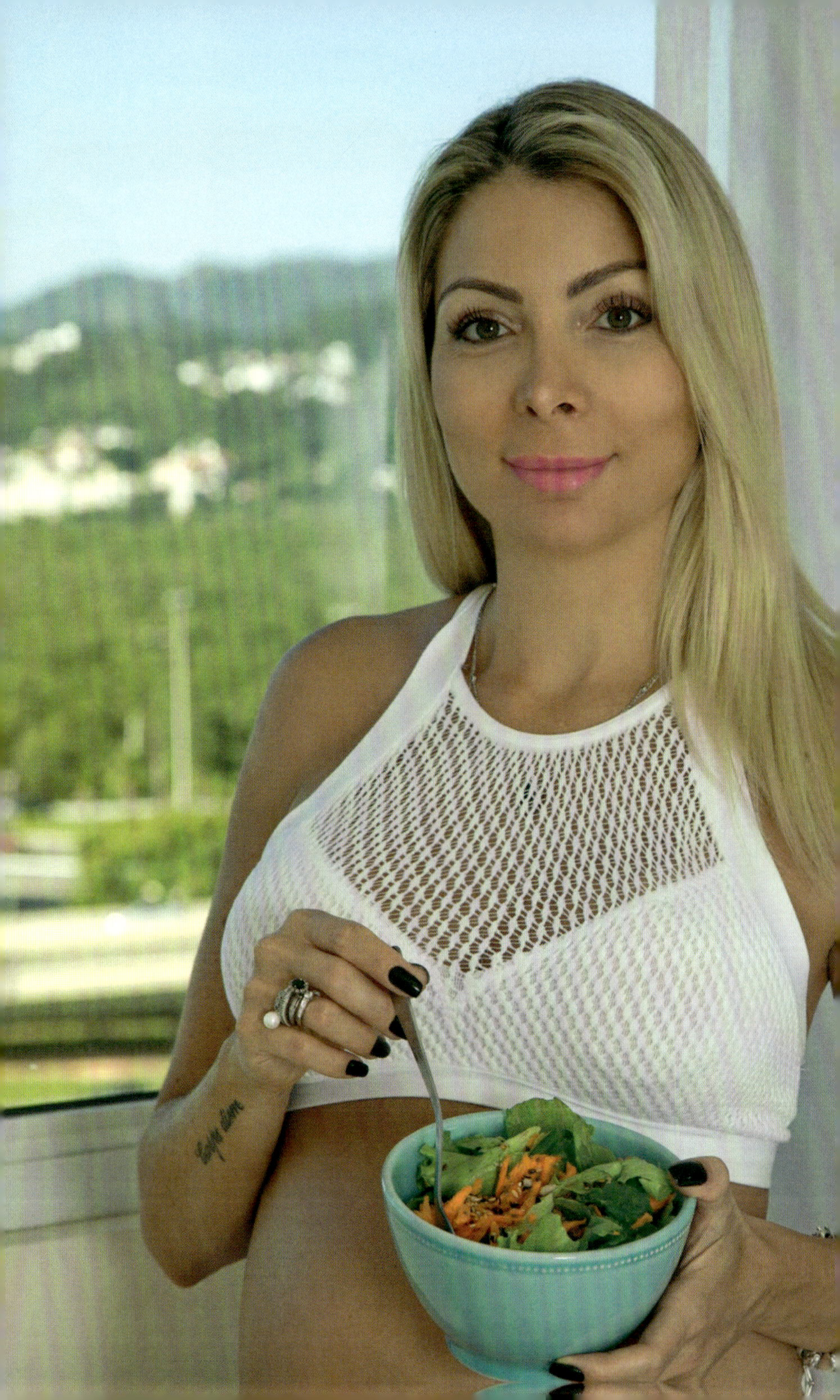

Apresentação

Nutricionista e Naturóloga que ama tudo que seja relacionado à alimentação e ao estilo de vida saudável. É também *coach* em *Mindfulness* e *Mindful eating*.

Formada em Nutrição pela Faculdade Estácio de Sá – Santa Catarina, Graduada em Naturologia Aplicada pela UNISUL, pós-graduada em Nutrição Clínica Funcional pela VP, pós-graduada em Ciências Mentais pelo Instituto de Parapsicologia de Joinville, pós-graduada em Fitoterapia pela Courses 4u, Cursos de Culinária Funcional realizados pelo Natural Gourmet Institute em New York.

Possui uma abordagem integrativa e holística no tratamento com o paciente, visando à cura como um todo, desde o físico ao emocional.

Acredita que seguir um plano alimentar não é sinônimo de sacrifício e nem dieta restritiva, por isso ministra cursos de Culinária Funcional, onde desenvolve receitas funcionais, e práticas para as pessoas aderirem um estilo de vida saudável comendo o que gostam, mas de forma consciente.

ISSO SIM É NUTRIÇÃO!
COMER DE FORMA QUE NUTRA O CORPO E ALIMENTE A ALMA!

A ideia de escrever o livro sobre gestação

Sempre gostei de atender gestantes, desde a época da faculdade. Escolhi fazer meus dois estágios na Maternidade Carmela Dutra, em Florianópolis – SC, e com isso me apaixonei ainda mais por esse universo.

Depois que me formei, atendi por um tempo em uma clínica especializada em fertilidade e, com isso, o amor por essa área só aumentou.

Realizei muitos cursos de Nutrição na gestação e fertilidade e comecei a atender cada vez mais gestantes e tentantes.

Tudo isso era só teoria e prática clínica, mas quando fiquei grávida, senti na pele todos os sintomas, ansiedades, medos, desejos, ou seja, tudo que as minhas pacientes mamães me relatavam.

Percebi que encontramos poucos materiais focados nos sintomas e nas dúvidas, assim como nos tratamentos permitidos na gestação. Durante o meu primeiro trimestre de gravidez decidi fazer um verdadeiro manual da mamãe saudável, com o intuito de passar um pouquinho do meu conhecimento, vivências e receitas saudáveis para ajudar as gestantes nesse momento tão especial.

Manual da gestação saudável

Durante a gestação, há um aumento das necessidades de vários nutrientes cruciais para a formação dos componentes da gestação, para o crescimento do feto e para criar as reservas que serão utilizadas durante todo o período.

A deficiência de algum nutriente pode afetar o crescimento e o desenvolvimento do bebê.

É por meio de uma alimentação adequada na gestação, e depois na amamentação, que o bebê entra em contato e reconhece os alimentos saudáveis durante toda sua infância.

Nesse período, a gestante sente mais fome e a ingestão calórica aumenta, mas é importante ressaltar a importância da qualidade nutricional e não somente a quantidade calórica.

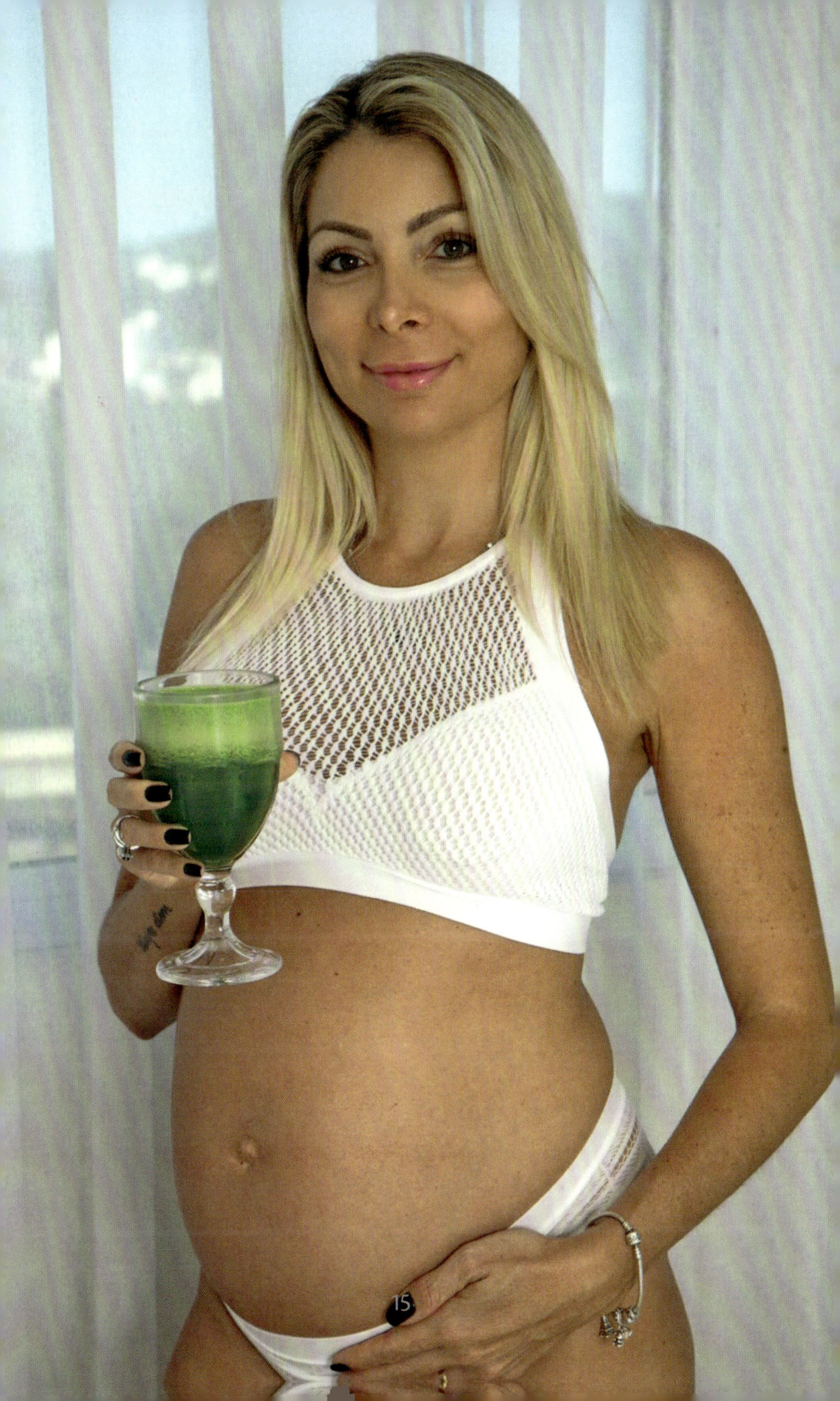

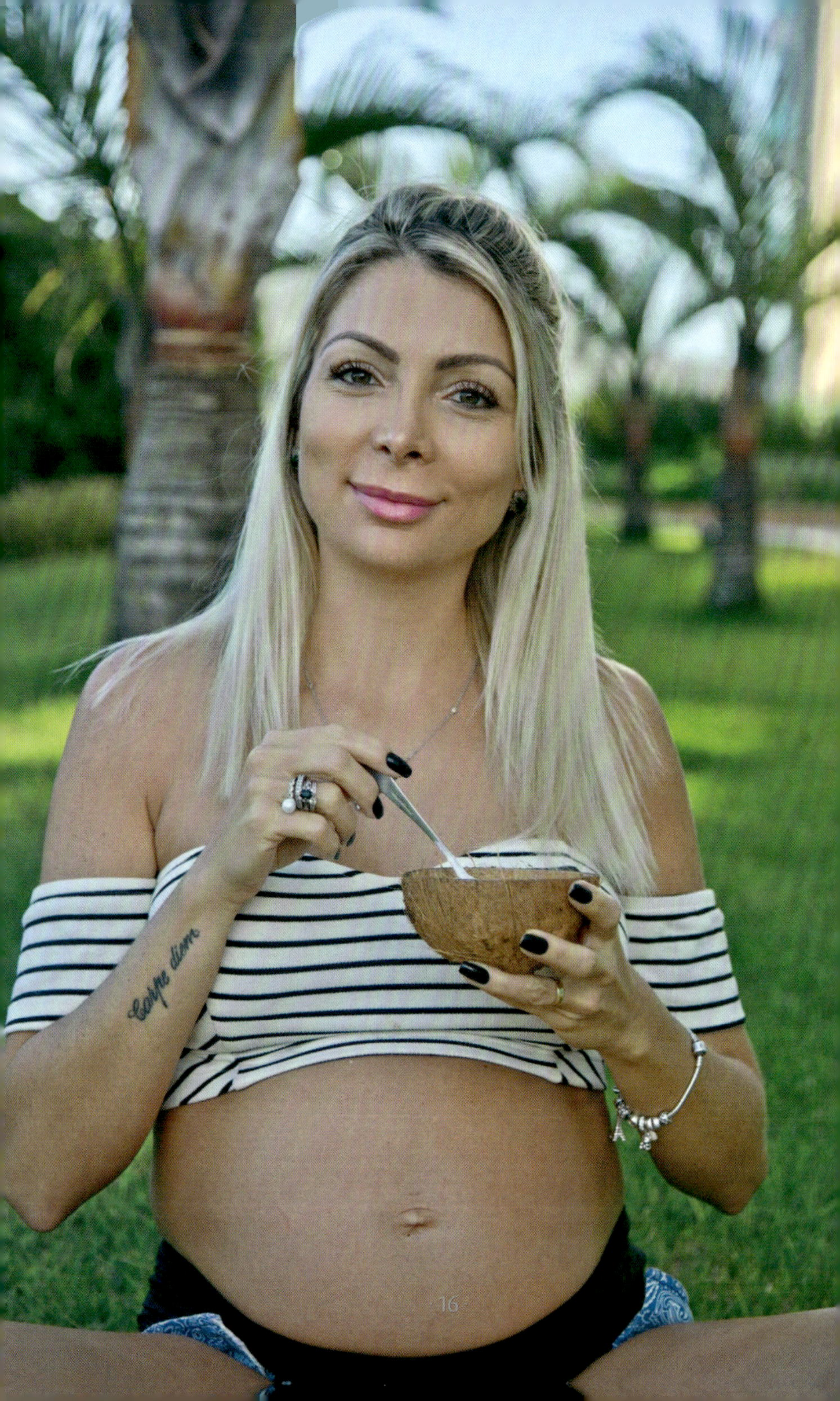

Orientações nutricionais para gestação

• Coma comida de verdade, que seja mais natural possível:

Quando for consumir algum produto industrializado, leia os rótulos dos alimentos. O primeiro ingrediente que aparece na lista de composição é o ingrediente que mais contém no produto, e assim por diante, ou seja, FUJA de açúcar, farinha refinada, gordura vegetal hidrogenada (TRANS) e aditivos químicos sintéticos.

• Evite o consumo de alimentos industrializados:

Eles contêm aditivos químicos sintéticos (conservantes, corantes, aromatizantes, glutamato de sódio, etc.), como o próprio nome diz, é química e não alimento. Estes aditivos químicos intoxicam, inflamam nosso organismo e engordam. São lipossolúveis, ou seja, precisam de gordura para se ligar e, como consequência, se ligam no nosso tecido adiposo proliferando a gordura.

• Não conte calorias, conte nutrientes:

Um brigadeiro tem as mesmas calorias de uma maçã, mas a composição nutricional deles é completamente diferente. A fruta possui muitas fibras e uma infinidade de vitaminas e minerais essenciais para nossa saúde, já o brigadeiro possui uma bomba de açúcar, leite e gordura TRANS. O que prejudica a nossa saúde e engorda são os ingredientes nocivos que estão presentes nos alimentos industrializados, tais como açúcar, gordura vegetal hidrogenada (TRANS), farinha refinada e aditivos químicos.

• Priorize o consumo de alimentos orgânicos:

Os orgânicos nascem em um solo fértil e equilibrado em nutrientes, chegando a ter em torno de 98% mais nutrientes do que um convencional, além de não serem contaminados por agrotóxicos, que são extremamente nocivos e cancerígenos.

• Evite o consumo de carboidratos de alto índice glicêmico:

Os alimentos refinados possuem carboidrato de alto Índice Glicêmico e pobre em nutrientes, tais como pão francês, pão doce, arroz branco, etc. Substitua sempre pelos carboidratos integrais, de baixo índice glicêmico que são ricos em fibras e nutrientes, aumentam a saciedade, normalizando a glicemia, além de evitar picos de insulina. Sempre que for consumir fruta, adicione fibras, tais como farelo de aveia, semente de abóbora, castanhas, chia, linhaça dourada, quinoa, amaranto, etc., para reduzir a frutose da fruta e promover maior saciedade. Se for utilizar açúcar nos preparos e bolos, preferir açúcar demerara/ açúcar de coco que são mais saudáveis e contêm mais fibras e nutrientes, se for utilizar adoçantes, que sejam os naturais, tais como stévia ou xilitol ou eritrytrol, que não prejudicam a saúde.

• Coma a cada 3 horas:

Durante a gestação, a necessidade de nutrientes e aporte calórico aumentam muito, ou seja, a gestante fica com mais fome e se fica muito tempo sem comer pode causar hipoglicemia, fraqueza, tonturas e enjoos. Saboreie a refeição, coma devagar.

• Mastigue bem os alimentos:

Mastigar bem os alimentos é essencial para que você se sinta satisfeito e que consiga fazer uma boa digestão e boa absorção dos nutrientes.

• Reduza o consumo de alimentos que contêm glúten:

O glúten é uma proteína de difícil digestão, presente nos cereais como trigo, centeio, cevada. A aveia não contém glúten naturalmente, mas pode ser contaminada no plantio. Atualmente, muitas pessoas estão ficando sensíveis ao glúten e isso se deve a dois grandes fatores. O primeiro é que consumimos trigo em praticamente todas as refeições, nos bolos, pães, biscoitos, massas, etc. O segundo é que o trigo não é mais o mesmo de antigamente, ele vem sendo alterado geneticamente e está cada vez com mais glúten e mais transgênico. As indústrias acabam acrescentando em torno de 40x mais glúten nas massas e farinhas para acrescentar mais textura e render mais o produto. Ou seja, estamos consumindo uma verdadeira bomba de um ingrediente que já é naturalmente de difícil digestão e, em decorrência disso, nosso metabolismo fica mais lento, fazendo com que engordemos com maior facilidade. O glúten provoca inchaço, disfunções gastrointestinais, dermatites, déficit de atenção, depressão, Alzheimer, autismo, entre outros. Cada vez mais o glúten vem sendo estudado e relacionado com mais disfunções. Isso não aconteceria se não tivessem essas alterações genéticas nos cereais, mas, principalmente, se variássemos a nossa alimentação.

• Reduza o consumo de lácteos:

Leite e seus derivados, como iogurte, requeijão, queijos, creme de leite, doce de leite, etc. Nós somos os únicos mamíferos que ingerimos leite depois de adulto. É o alimento mais inflamatório que existe, é o maior causador de inflamações, principalmente respiratórias, tais como bronquite, sinusite, rinite, devido a sua capacidade de formar muco que acaba congestionando as nossas vias aéreas. Nosso intestino não consegue digeri-lo facilmente e sua ingestão pode causar disfunções gastrointestinais, tais como diarreia ou constipação, fermentação, estufamento, gases e azia. Outra questão importante é o fato de ser fonte de cálcio, mas essa vitamina não vai para os ossos quando a ingerimos pelo leite, e, sim, para corrente sanguínea, deixando o sangue ácido. Com isso, nosso organismo precisa fazer um tamponamento para tentar alcalinizar esse sangue, necessitando retirar mais cálcio do osso, causando osteopenia e osteoporose. O ideal seria consumir alimentos que contenham cálcio e magnésio na proporção de 2 : 1, pois é o magnésio que leva o cálcio para os ossos. Os alimentos equilibrados nessa proporção são os vegetais verdes escuros como couve, brócolis e rúcula. Por isso, não tenha medo de retirar os lácteos da sua alimentação, não são eles que irão prevenir osteoporose, muito pelo contrário, eles podem sim ser a causa da doença.

• Exclua o consumo de gordura TRANS:

A gordura Trans é produzida artificialmente, elaborada a partir do óleo de soja líquido (feito com soja transgênica) e passa por um processo de hidrogenação para transformá-la em sólida. Este processo é altamente químico, onde apenas um ingrediente a diferencia do plástico. Quando ingerimos essa gordura, nosso corpo não reconhece como alimento e não consegue digerir e nem eliminar. Como consequência, essa gordura fica alojada na parede abdominal, nas artérias e vísceras, provocando doenças cardiovasculares, hipertensão e aumento do colesterol. Encontramos a gordura TRANS na margarina, biscoitos recheados, sorvetes, empanados, salgadinhos, pães, etc. Por isso, fique sempre atento ao rótulo e fuja se estiver escrito gordura vegetal hidrogenada.

• Prefira sempre preparações grelhadas, assadas ou cozidas:

Evite o consumo de óleo de soja, canola, milho e girassol que são ricos em ômega-6, sendo altamente inflamatórios. Na hora de refogar, escolha sempre manteiga ou azeite de oliva, se for fritar ou untar a forma, prefira óleo de coco que aguenta altas temperaturas sem oxidar.

• Acondicione os alimentos em potes de vidro:

É importante evitar a contaminação por xenobióticos presentes no plástico, como Bisfenol A, ftalados. Quando esquentamos o plástico, este libera o bisfenol do plástico para a água e o alimento. O bisfenol é extremamente tóxico, cancerígeno e age como disruptor endócrino, imitando a ação dos nossos hormônios, fazendo com que eles deixem de funcionar normalmente.

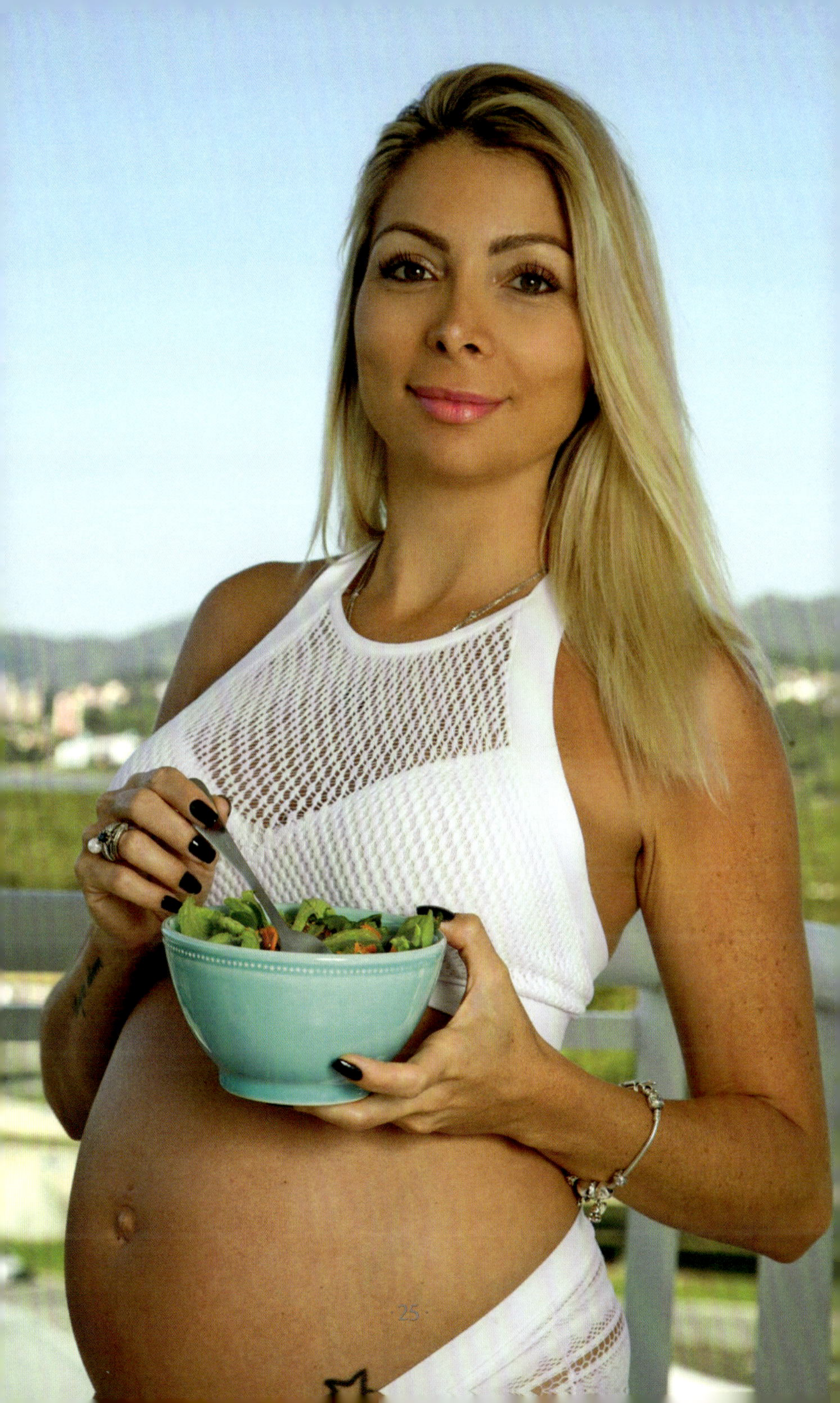

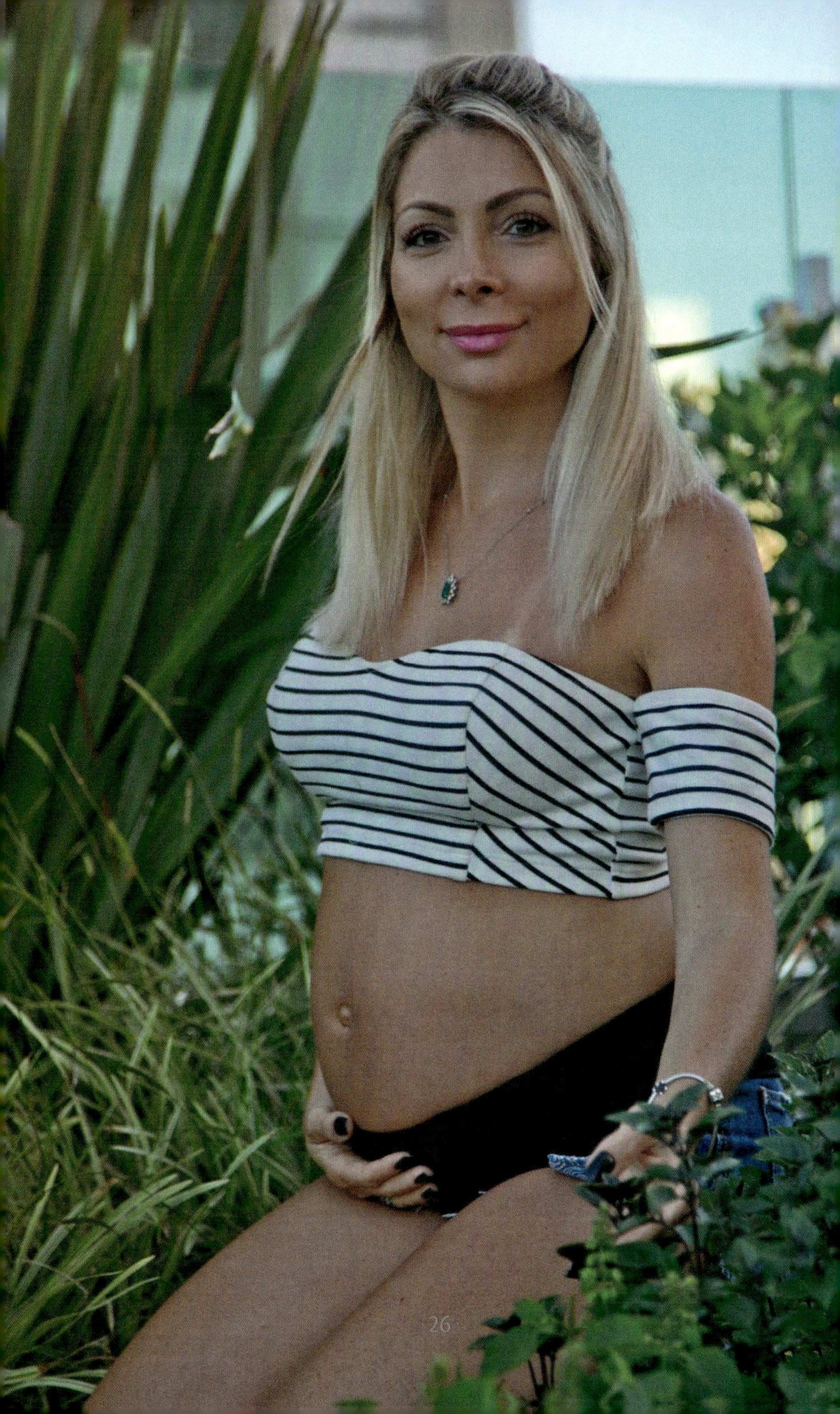

Sintomas da gestação

Enjoo

O enjoo é o sintoma mais frequente durante a gestação. Cerca de 70% das mulheres sentem enjoos no primeiro trimestre, principalmente no segundo e terceiro mês, podendo se prolongar em poucos casos.

Os enjoos são provocados pelos altos níveis de hormônios que aumentam e se alteram no primeiro trimestre. A progesterona, que é responsável por manter a gravidez, deixa o estômago mais preguiçoso, isto é, há uma lentidão no trato gastrointestinal. Portanto, o alimento demora a chegar ao intestino, provocando os enjoos e até os vômitos.

Geralmente, os enjoos aparecem no período matutino. Muitas mulheres já acordam enjoadas e ou enjoam assim que levantam. Por isso, os enjoos são chamados de matinais.

Na maioria dos casos, as gestantes conseguem contornar esses enjoos em casa mesmo, mas algumas mulheres perdem muito peso, ficam desidratadas e necessitam de medicação para controlá-los. Caso isso aconteça, o médico deverá ser consultado.

A fase dos enjoos varia de mulher para mulher, mas, em geral, ocorre entre o final da oitava e vigésima semana.

Dicas para evitar os enjoos:

- Consuma biscoitos salgados integrais antes de levantar da cama. O estômago vazio piora o enjoo, daí a importância de comer deitada e esperar um pouco para levantar;

- Fracione as refeições, comendo em pequenas quantidades a cada 2 ou 3h no máximo. O estômago cheio também pode levar ao enjoo, já que a digestão fica mais lenta;

- Evite frituras, alimentos muito pesados e condimentados, pois são de difícil digestão;

- Evite deitar-se logo após comer;

- Hidratação é fundamental, beba muita água ao longo do dia, mas se até a água provocar enjoo, acrescente uma fatia de limão para amenizar o sintoma;

- Escreva um diário com o que te deixa enjoada e comece a evitar os principais causadores;

- Gengibre é uma excelente opção para alívio dos enjoos. Experimente fazer água aromatizada com rodelas de gengibre ou chás ou até mesmo mastigar gengibre picado no momento do enjoo.

Azia

É bem comum a gestante sentir azia, pois nesta fase a digestão fica mais lenta, devido ao aumento da progesterona na corrente sanguínea e também ao acúmulo de gases no estômago, facilitando o refluxo do bolo alimentar, cheio de ácido, para a garganta. No final da gestação é mais comum esse sintoma, pois com o crescimento do bebê, o estômago se comprime e provoca a acidez.

Os principais sintomas da azia na gravidez são a queimação no esôfago e na garganta e aquela sensação de má digestão.

Dicas para evitar a azia:

Recomenda-se seguir algumas mudanças simples na alimentação, como:

- Evitar comer alimentos gordurosos, ácidos, frituras, alimentos muito condimentados e bebidas alcoólicas;
- Não beber líquido durante a refeição;
- Comer pequenas porções de cada vez;
- Mastigar bem os alimentos;

• Chupar limão no momento da azia auxilia no alívio da acidez no estômago;

• Ingerir chá de gengibre, pois este contém antioxidantes que ajudam a aliviar a inflamação do esôfago, além de diminuírem as contrações do estômago, o que acaba reduzindo a sensação de azia;

• No momento da crise você pode consumir um pedaço de biscoito salgado que vai empurrar o conteúdo ácido para o estômago novamente, aliviando o sintoma.

Constipação intestinal

O aumento da produção do hormônio progesterona na gravidez faz com que alguns órgãos e tecidos do corpo fiquem mais "frouxos" ou "relaxados". Isso ocorre de forma a facilitar a grande expansão de volume do útero que está por vir. Um dos órgãos que sofre esta ação são os intestinos, que ficam com menor capacidade de contrair, tendo maior dificuldade de manter o trânsito intestinal normal, causando constipação.

Dicas para evitar a constipação intestinal:

- Aumentar a ingestão de água, em torno de 2,5 a 3 litros de água por dia;
- Ingerir fibras prebióticas e probióticos que irão restabelecer a microbiota intestinal;
- Aumentar o consumo de frutas, verduras e cereais integrais.

Gases

A flatulência na gravidez também está relacionada com o fato de o trânsito intestinal se tornar mais lento, facilitando a produção de gases, que pode durar até o fim da gravidez.

Dicas para amenizar os gases:

- A gestante deve manter uma alimentação equilibrada;
- Ingerir probióticos, para aumentar a colonização de bactérias boas;
- Ingerir chá de erva-doce, pois esta planta medicinal tem propriedade antiespasmódica, amenizando os gases.

Dor de cabeça

A dor de cabeça na gestação pode surgir devido às alterações hormonais, cansaço, níveis baixos de açúcar no sangue ou fome, tendendo a diminuir ou desaparecer no segundo trimestre de gestação.

Dicas para aliviar a dor de cabeça:

- Para aliviar a dor de cabeça na gravidez é essencial que a mãe tenha uma alimentação saudável e consuma alimentos saudáveis a cada 3 horas para não causar hipoglicemia ou hipotensão. Uma ótima dica é aplicar uma compressa de água fria na testa ou colocar cerca de 5 gotas do óleo essencial de lavanda no travesseiro, pois contém propriedade analgésica.

Desejos estranhos

Os desejos alimentares estranhos na gravidez geralmente refletem uma carência nutricional da gestante e podem ocorrer em qualquer trimestre da gestação.

Dicas para aliviar os desejos:

- Para aliviar os desejos alimentares estranhos na gravidez, a gestante deve manter uma alimentação equilibrada rica em nutrientes e ingerir suplementos necessários para essa fase, indicados pelo nutricionista.

P.S: SE VOCÊ ESTÁ COM DESEJO DE COMER CARBOIDRATOS REFINADOS, BRIGADEIROS OU OUTRAS BESTEIRAS QUE NÃO ESTAVA ACOSTUMADA A COMER, RESPEITE A VONTADE DO SEU CORPO, NÃO SE CULPE E SE PERMITA CONSUMIR QUANDO TIVER MUITO DESEJO. O NOSSO ORGANISMO É SÁBIO E ELE VAI DESEJAR AQUILO QUE ESTÁ PRECISANDO, POR ISSO, SE PERMITA, MAS COM MODERAÇÃO, OK?

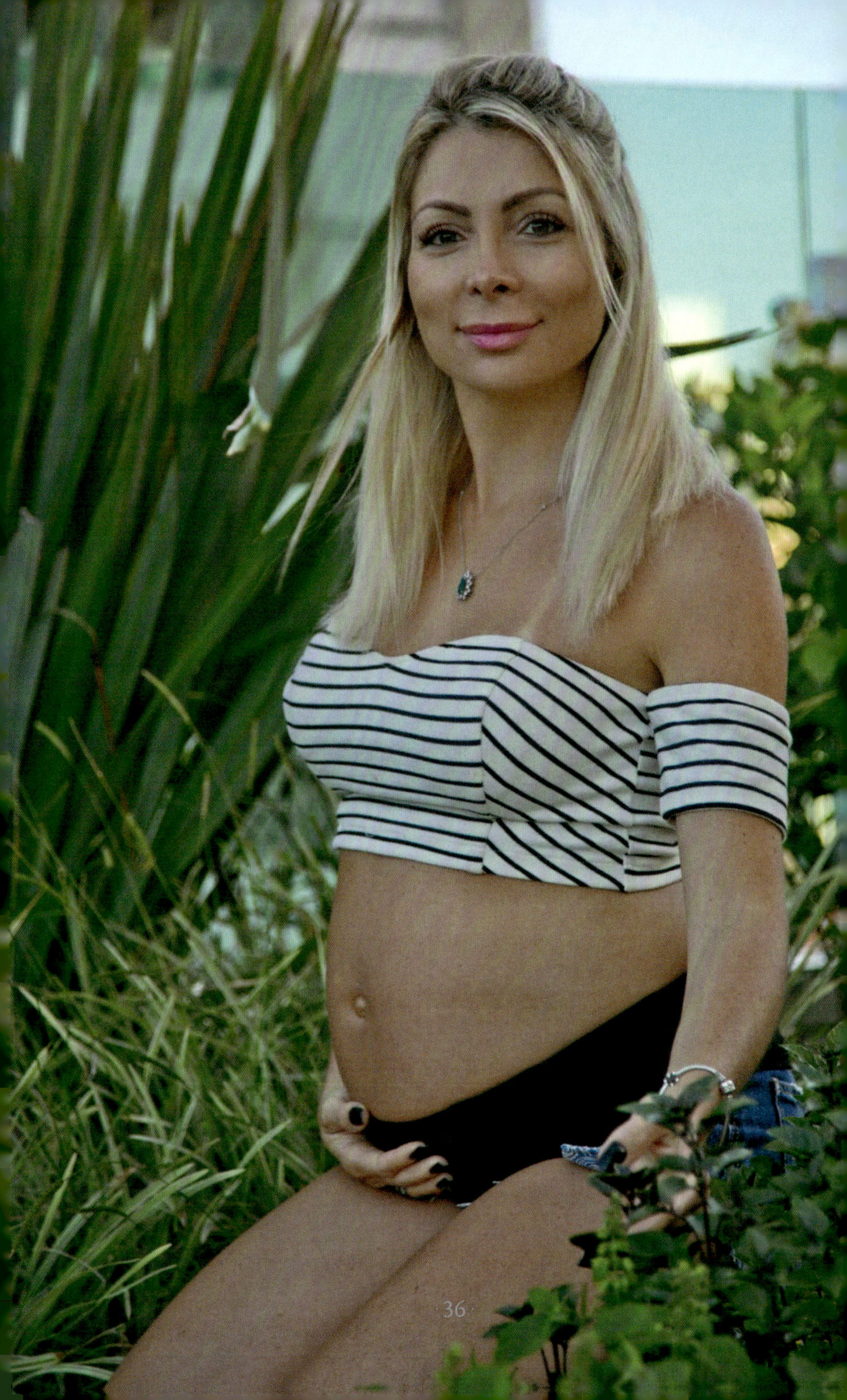

Cuidados naturais

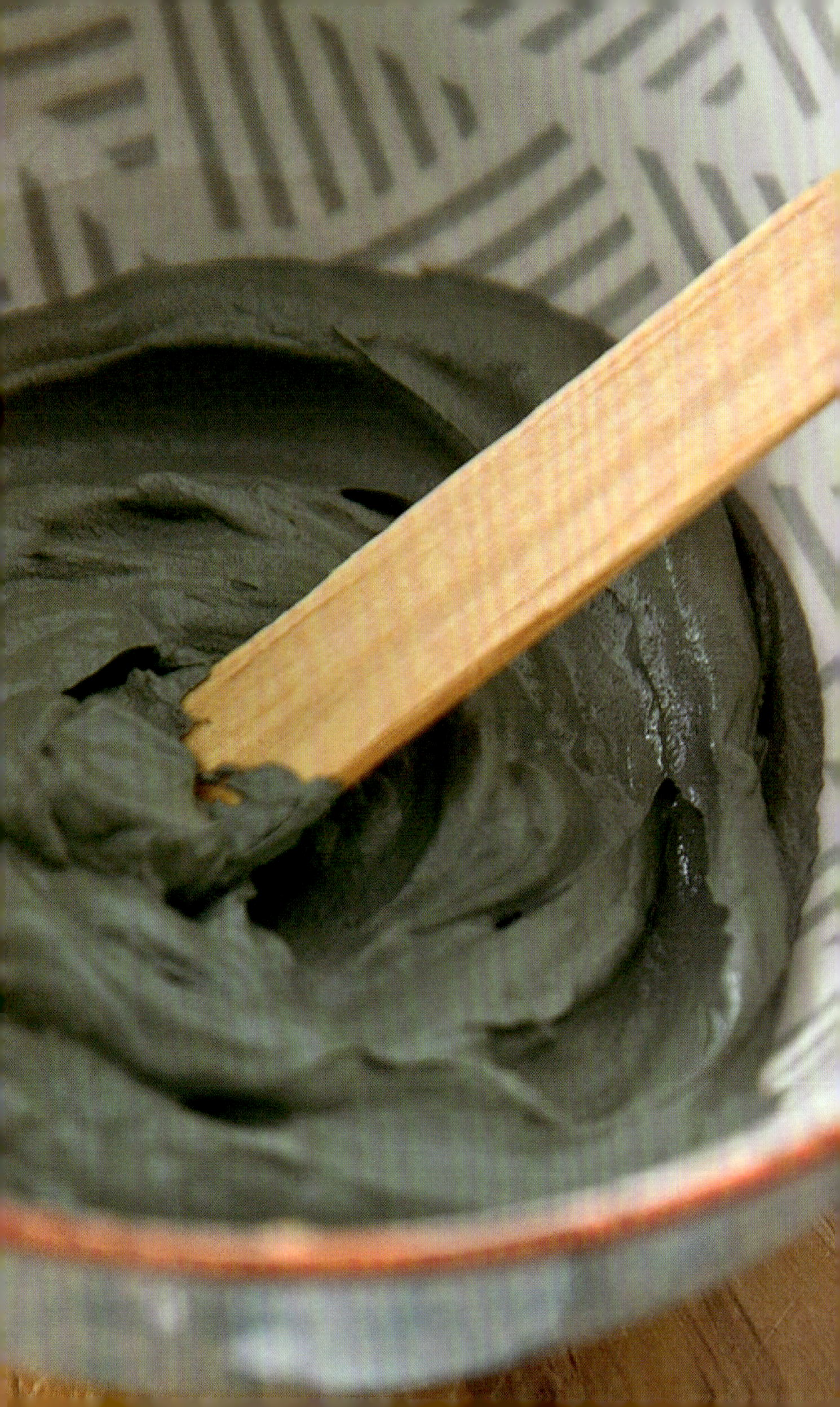

UM GUIA DE ALGUMAS TERAPIAS ALTERNATIVAS, CERTAMENTE, AUXILIARÁ A FUTURA MAMÃE NO ALÍVIO DE DIVERSOS SINTOMAS CAUSADOS PELA GESTAÇÃO.

SABE-SE QUE DURANTE A GRAVIDEZ A MAIORIA DOS TRATAMENTOS ESTÉTICOS É ESTRITAMENTE PROIBIDA, ENTÃO AQUI VÃO ALGUMAS RECEITAS CASEIRAS E MUITO EFICAZES PARA AUXILIAR NO BEM-ESTAR E MELHORAR A AUTOESTIMA DA MAMÃE.

Geoterapia

Trata-se de um método terapêutico que utiliza a terra como agente principal para o tratamento e a prevenção de disfunções biológicas.

Ao entrar em contato com a pele, ocorrem trocas de energias perniciosas (toxinas) do corpo com os íons de minerais da argila, promovendo estímulo.

Possui excelente efeito na suavização de manchas, olheiras, controle de acne e oleosidade da pele. Promove desintoxicação do organismo, redução de celulite, edema e gordura localizada.

Máscara de argila facial

• A máscara de argila auxilia na desintoxicação da pele por meio da troca de minerais com a argila. Além disso, possibilita o clareamento da pele e a redução de melasma gravídico.

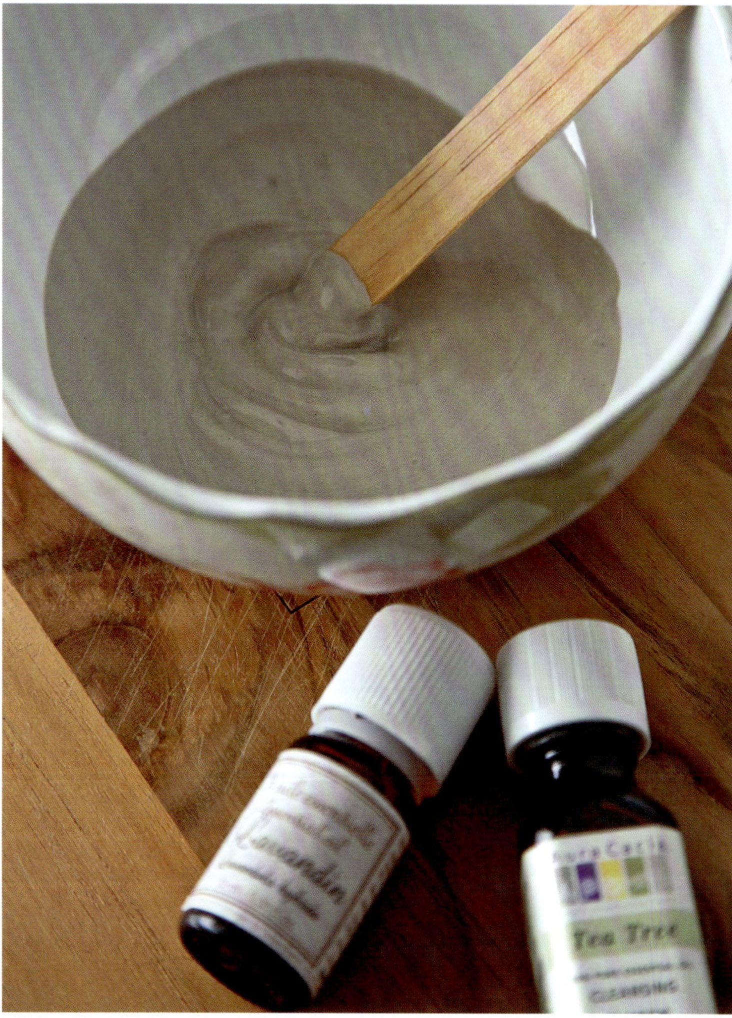

Máscara facial de argila para amenizar melasma

Ingredientes

- 3 colheres de sopa de argila branca
- 1 xícara de água mineral
- 1 colher de sobremesa de camomila seca
- 1 gota de óleo essencial de Olíbano
- 1 gota de óleo essencial de Lavanda

Modo de preparo

Colocar a camomila seca em um bule e cobrir com água quente. Abafar por, aproximadamente, 10 minutos, coar e esperar esfriar (pode colocar na geladeira). Em seguida, colocar a argila em um *bowl* e acrescentar três colheres de sopa do chá de camomila e ir mexendo até formar uma massa homogênea. Na sequência, acrescentar as gotas dos óleos essenciais e misturar. Logo depois, limpar bem a pele e aplicar a máscara com uma espátula de madeira. Deixar agir por 15 minutos, retirar o excesso com a espátula e lavar bem com água corrente.

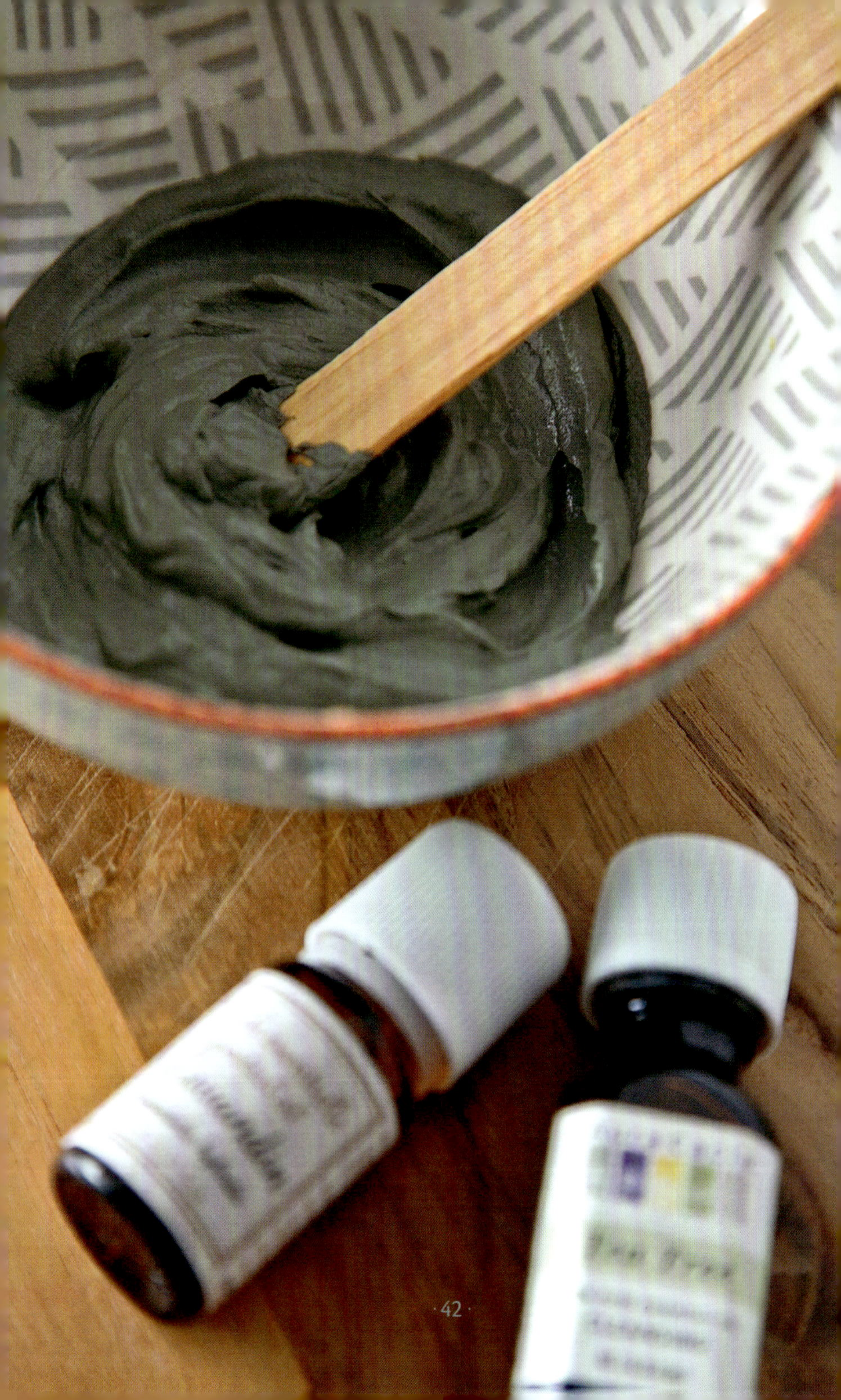

Máscara facial de argila para amenizar acne

Ingredientes

- 2 colheres de sopa de argila branca
- 1 colher de sopa de argila verde
- 1 xícara de água mineral
- 1 colher de chá de malva (erva seca)
- 1 colher de chá de Melissa (erva seca)
- 2 gotas de óleo essencial de Melaleuca

Modo de Preparo

Colocar as ervas secas em um bule e cobrir com água quente. Abafar por, aproximadamente 10 minutos, coar e esperar esfriar (pode colocar na geladeira). Em seguida, colocar a argila em um bowl e acrescentar três colheres de sopa do chá e o óleo essencial e ir mexendo até formar uma massa homogênea. Na sequência, limpar bem a pele e aplicar a máscara com uma espátula de madeira. Deixar agir por 15 minutos, retirar o excesso com a espátula e lavar bem com água corrente.

PARA REDUZIR A ACNE CAUSADA NA GRAVIDEZ.

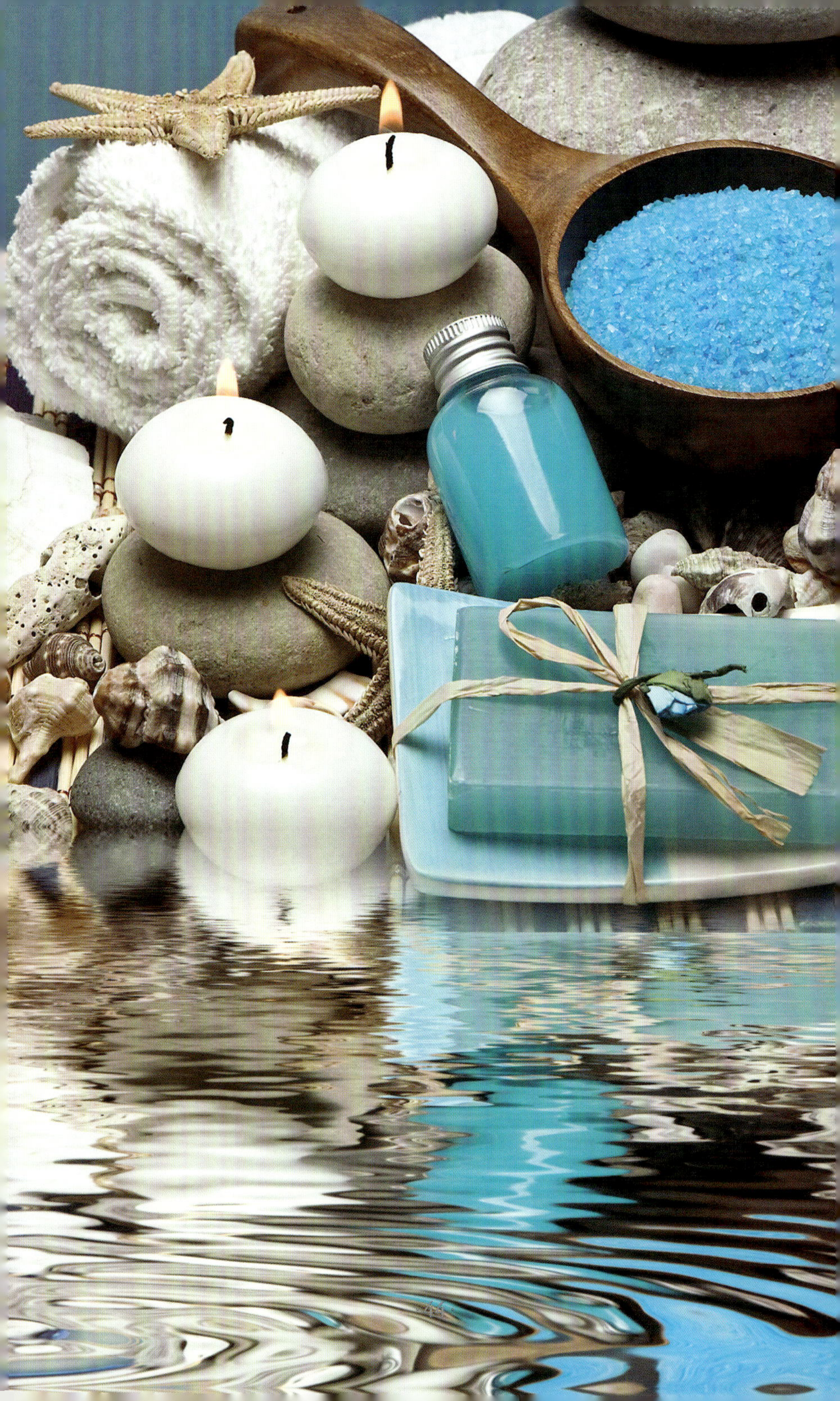

Talassoterapia

Consiste na terapia através de elementos do ambiente marinho, tais como água do mar, brisa, algas, areia, lama e o clima marinho, com fins terapêuticos. A água do mar possui diversos minerais que purificam e recarregam nossa energia.

Se você mora próximo da praia, experimente caminhar com os pés na água do mar, para constatar que isso promove melhora na circulação sanguínea amenizando as dores nas pernas e edema.

A brisa que vem do mar auxilia na oxigenação dos alvéolos pulmonares, melhorando a nossa respiração, humor e equilíbrio.

POR ISSO A PRAIA NOS FAZ
TÃO BEM, NÃO É MESMO?

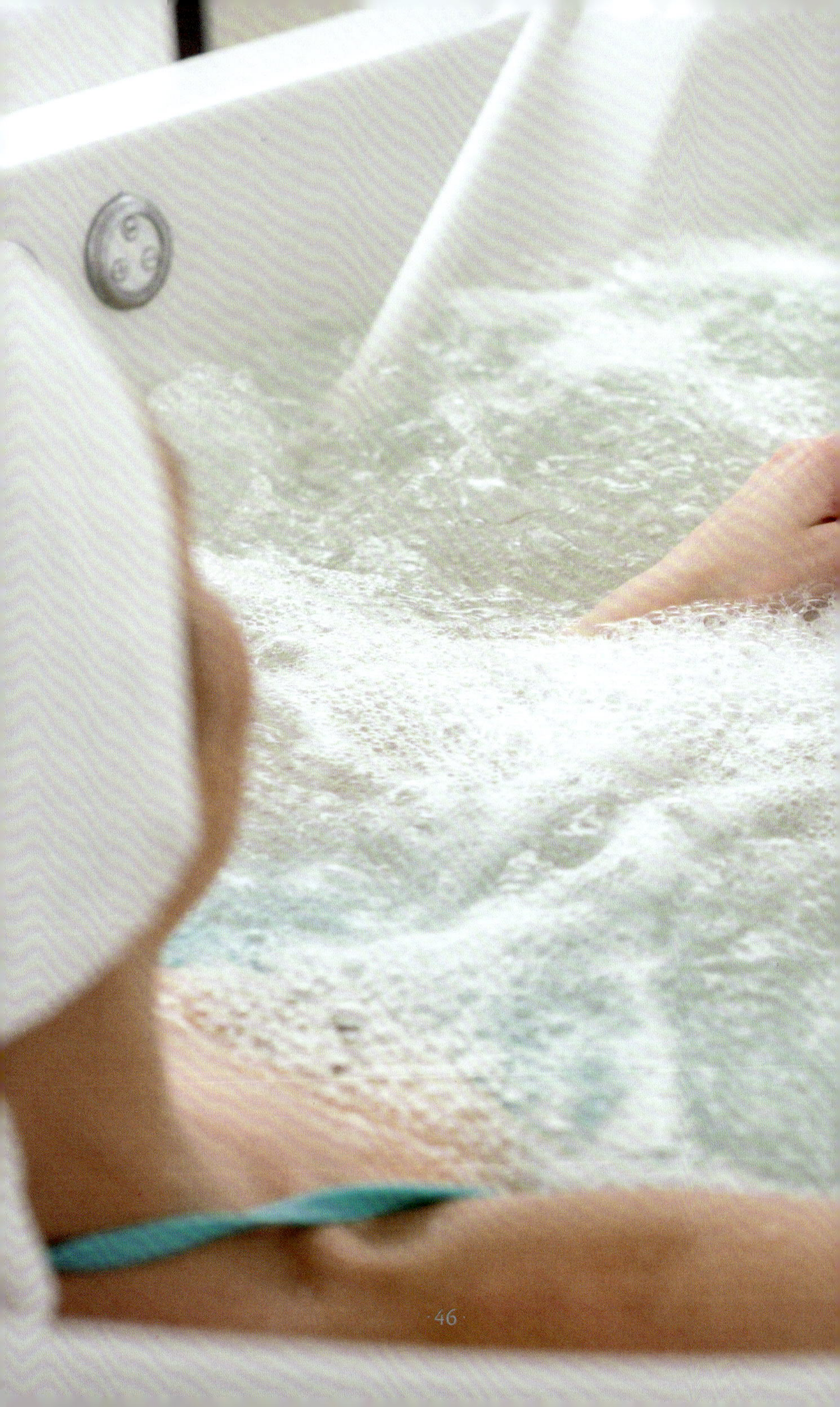

Hidroterapia

A hidroterapia é um tratamento que se baseia na utilização da água, mas com diferentes tipos de pressão e temperatura.

Quando utilizamos água quente, o efeito que esta tem sobre o organismo é que dilata os vasos sanguíneos superficiais, o que facilita a circulação por diferentes áreas. No caso do uso da água fria, os vasos sanguíneos se contraem e a circulação sanguínea do interior dos órgãos flui com maior facilidade.

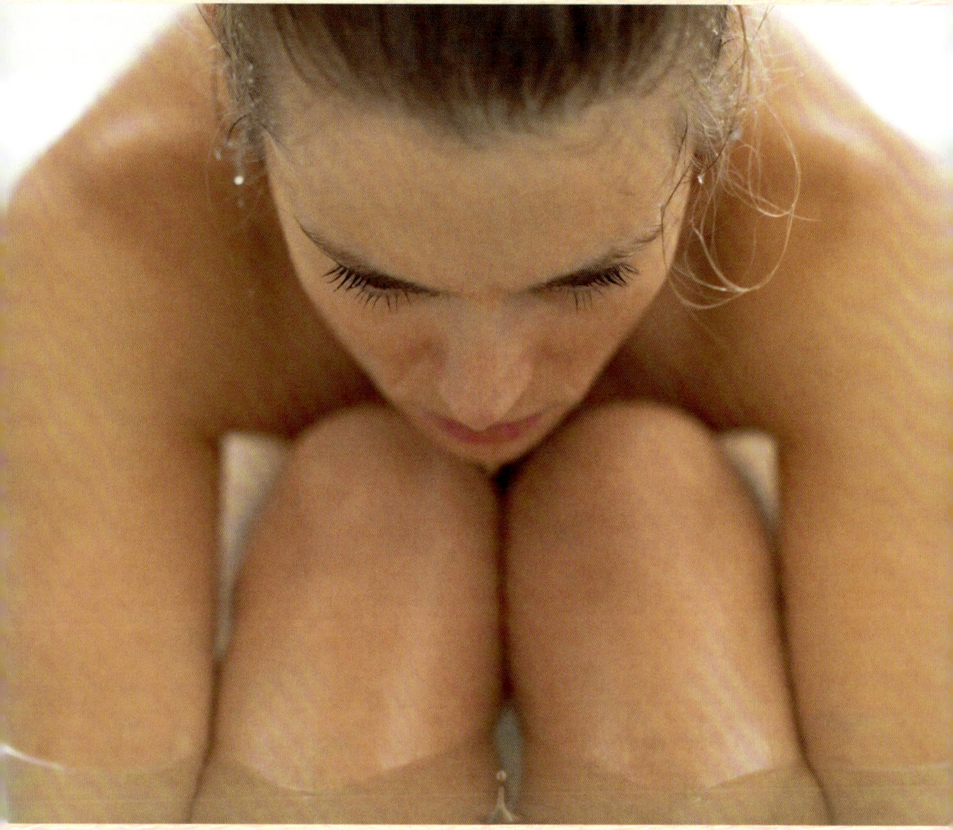

Banho pélvico quente

Nesse período da gestação é muito comum aparecer cistite (infecção urinária) e candidíase devido à baixa no sistema imune e alteração do pH vaginal.

Esse banho, além de promover melhora nos casos de cistite e candidíase, também melhora as contrações e dores vaginais tão comuns nesse período.

- Em uma bacia ou balde grande, colocar água quente até o umbigo com as pernas para fora.
- Utilizar a temperatura de 38 °C por 15 minutos.
- Tratamento por 10 dias. Elevar 1 grau por dia até chegar a 48 °C.
- Utilizar toalha fria na cabeça.

Dica:

- Para candidíase: Acrescentar um sachê de probiótico na bacia para recolonizar na microbiota vaginal.
- Para contrações: Acrescentar 10 gotas de óleo essencial de lavanda ao banho para promover maior relaxamento.

Drenagem linfática

A drenagem linfática é essencial durante a gestação e promove diversos benefícios para as mamães tanto no pré quanto no pós-parto.

OBS.: INICIAR APÓS O SEGUNDO TRIMESTRE.

- Estimula a circulação venosa e linfática.
- Reduz a retenção de líquidos.
- Auxilia na eliminação de toxinas.
- Promove relaxamento.
- Melhora a nutrição das células e oxigenação dos tecidos.
- Estimula a lactação e dessensibilização das mamas, preparando para amamentação.
- Previne e combate varizes e sensação de cansaço nas pernas.
- Auxilia no combate de celulite e estrias.

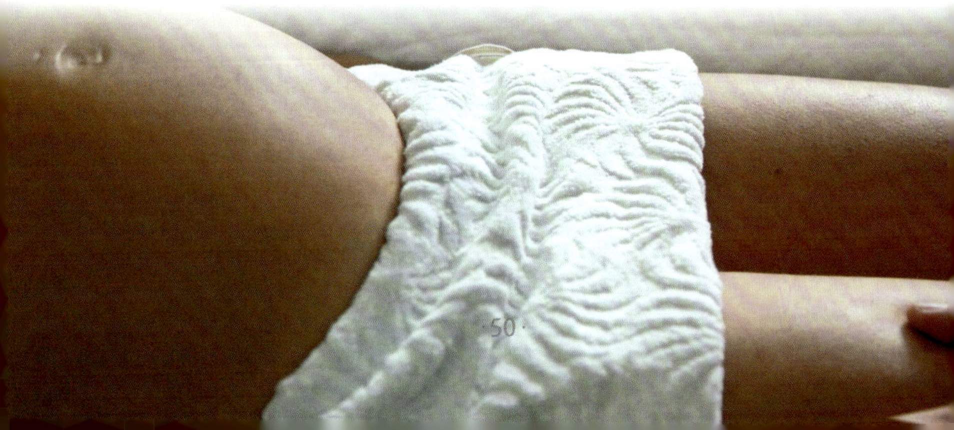

Drenagem com aromaterapia

Ingredientes:

- 500 ml de óleo carreador (pode ser de semente de uva, de amêndoas ou de coco). Auxilia na prevenção de estrias.
- 10 gotas de óleo essencial de lavanda. Promove o relaxamento.
- 10 gotas de óleo essencial de gerânio. Auxilia na eliminação de toxinas, drenagem linfática e ameniza a ansiedade.

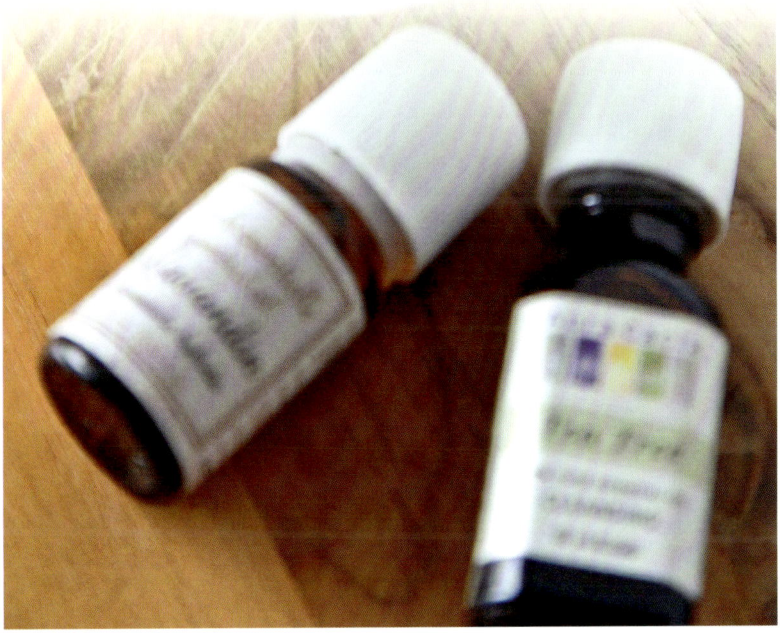

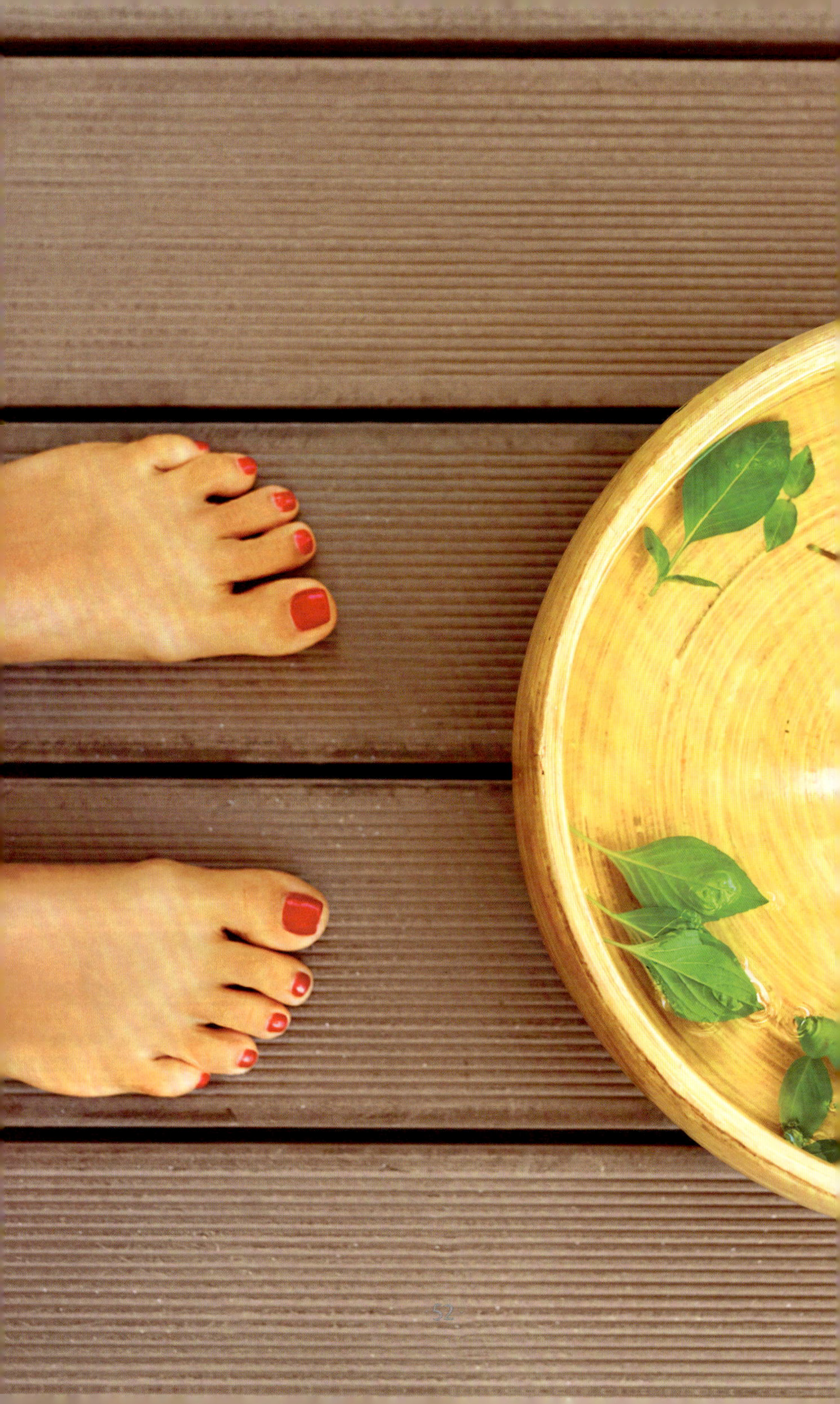

Pedilúvio

Em uma bacia, coloque água fria, pedras, podem ser cristais, pedras de rio e, se não tiver, pode colocar um punhado de sal grosso. Adicione 10 gotas de óleo essencial de lavanda. Coloque os pés na bacia e vá massageando e pisando sobre as pedras e relaxe. Coloque uma música relaxante e fique por, aproximadamente, 15 minutos.

- As gestantes reclamam muito de sensação de peso e inchaço nas pernas e pés devido à má circulação sanguínea. Uma boa estratégia de relaxamento e melhora da circulação é o pedilúvio.

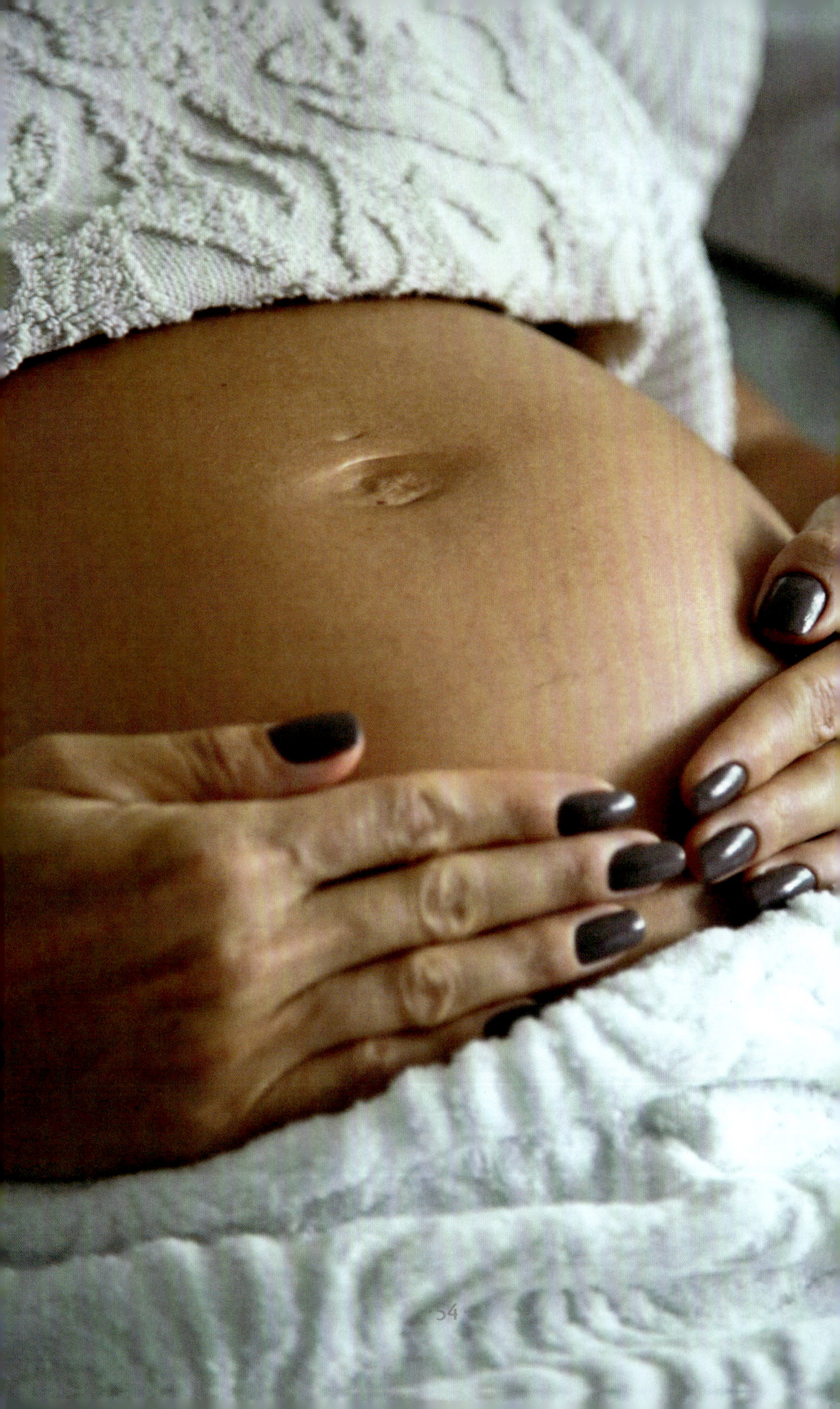

Reiki

Reiki é uma terapia complementar por meio de imposição de mãos, sendo uma poderosa ferramenta de auxílio à maternidade que complementa o conjunto de cuidados para o bem-estar tanto da gestante quanto do bebê.

Promove a paz interior, harmonizando a mãe e o bebê. Ajuda a equilibrar as mudanças emocionais e físicas, normalmente mais aceleradas pela quantidade hormonal presente no processo da gravidez.

O reiki pode aliviar diversos desconfortos na gestação. Pode amenizar retenção de líquido, problemas circulatórios, dores, stress, ansiedade e auxilia no equilíbrio da pressão arterial.

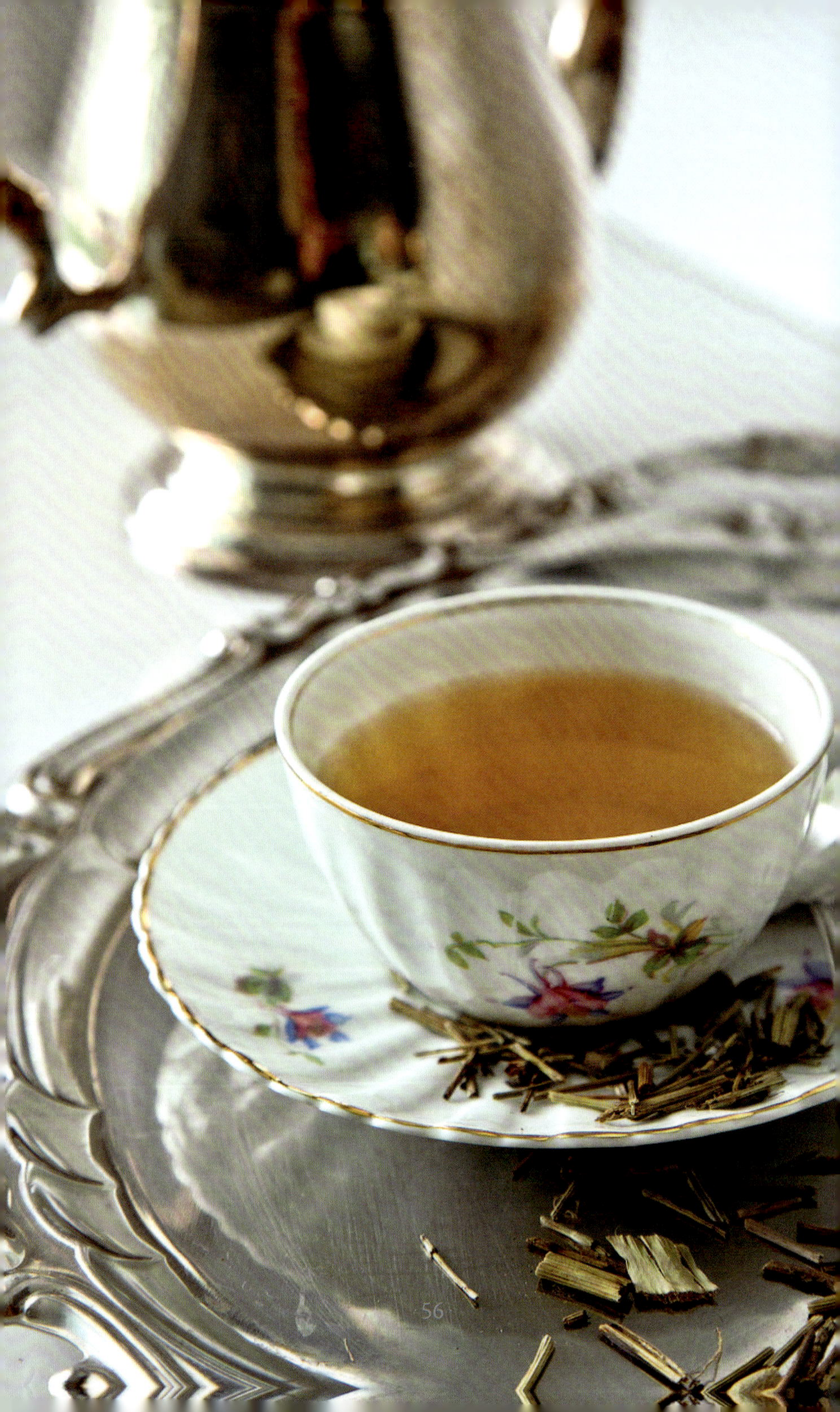

Fitoterapia

Durante a gestação, devemos tomar o maior cuidado com o consumo de chás, tinturas e extratos secos. A maioria das ervas é proibida na gestação. Segue alguns chás permitidos durante esse período:

- Gengibre
- Camomila
- Erva doce
- Chá de frutas

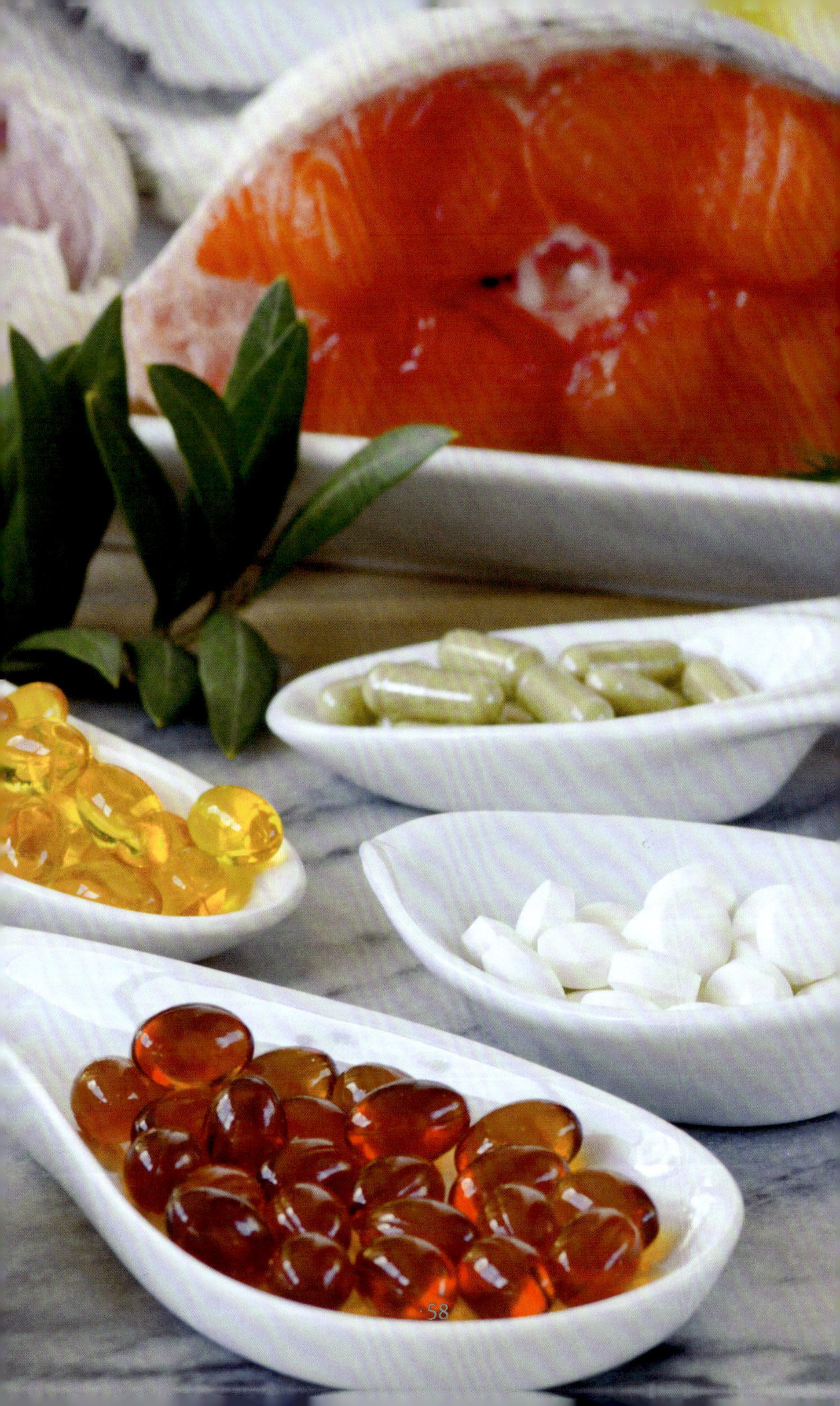

Suplementação

Pré e Probióticos

De acordo com a Organização Mundial de Saúde, probióticos são "[...] organismos vivos que, quando administrados em quantidades adequadas, conferem benefício à saúde do hospedeiro".

Prebióticos são carboidratos não digeríveis que afetam beneficamente o hospedeiro por estimularem seletivamente a proliferação e/ou atividade de populações de bactérias benéficas no cólon, ou seja, são alimentos para as bactérias boas que colonizam nosso intestino. Um produto referido como simbiótico é aquele no qual um probiótico e um prebiótico estão combinados.

As fibras são consideradas alimentos prebióticos, pois os componentes não absorvidos são substratos para as bactérias benéficas intestinais. Há outros prebióticos conhecidos atualmente como os carboidratos não digeríveis (lactulose e inulina), os quais as bactérias benéficas são capazes de fermentar.

Os benefícios da utilização do Pre/Probiótico são:

- Melhora na microbiota intestinal, promovendo equilíbrio nos sintomas de constipação ou diarreia e melhora na consistência das fezes;

- Aumento do sistema imunológico, prevenindo o aparecimento de doenças;

- Melhora na absorção de nutrientes, garantindo maior biodisponibilidade de vitaminas e minerais, melhorando a pele, unhas, cabelos, além de reduzir os sintomas de cansaço, fadiga, má absorção etc.;

- Auxiliam na redução do colesterol e dos triglicerídeos no sangue.

O nosso trato gastrointestinal é colonizado por diversos micro-organismos, que chamamos de Microbiota Intestinal, podendo ser colonizado por bactérias boas (probióticos) ou bactérias patógenas (causadora de doenças).

Manter o equilíbrio desta microbiota é extremamente importante, porém alguns fatores podem reduzir o número de bactérias benéficas e aumentar a quantidade de bactérias patógenas.

Os fatores que desequilibram a nossa microbiota, promovendo uma disbiose intestinal (desequilíbrio) são:

- Má alimentação;

- Estresse;

- Uso de antibióticos com frequência.

Por isso é fundamental manter uma alimentação equilibrada, consumindo fibras prebióticas e suplementar probióticos todas as noites.

Se for necessário o uso de antibióticos, o ideal é ingerir probióticos duas vezes ao dia para colonizar a microbiota afetada com bactérias boas.

Existem diversas cepas de bactérias e cada uma delas com funções específicas. Por isso, consulte seu nutricionista para avaliar e prescrever o que for ideal para você!

Nas gestantes, os probióticos auxiliam no controle do excesso de peso, reduzem riscos de parto prematuro, diabetes gestacional e infecção urinária, que são muito comuns nessa fase da vida da mulher.

O bebê também se beneficia da utilização de probióticos. A colonização de bactérias benéficas auxilia no processo alérgico e no amadurecimento do sistema imunológico, prevenindo inúmeras doenças. Pesquisas recentes comprovam que o bebê nasce com a microbiota intestinal igual ao da mãe, daí a importância da gestante garantir uma microbiota intestinal saudável.

Ômega-3

Importante para a cognição e desenvolvimento psicomotor do bebê. Previne o déficit de atenção, auxilia na visão do bebê. Atua como anti-inflamatório e previne a depressão pós-parto na mãe.

Vitamina D

Considerada um pró-hormônio esteroide, ela é fundamental nesse período gestacional, pois participa de todas as funções no organismo e reduz, em media, 50% a possibilidade de riscos na gravidez. A exposição ao sol sem filtro solar por um período adequado é o mecanismo principal para sua produção.

Sua deficiência no período gestacional está relacionada à pré-eclâmpsia, diabetes gestacional, ao raquitismo, nascimento prematuro, baixo peso ao nascer, a gordura corporal na infância, ao autismo e a outras desordens psiquiátricas.

Apesar de morarmos em um país tropical, percebo, no consultório, a carência excessiva dessa vitamina, que, muitas vezes, está relacionada ao uso excessivo de filtro solar.

Devemos sempre ficar atentos aos níveis sanguíneos de vitamina D, pois, muitas vezes, os complexos vitamínicos pré-natais não são suficientes para suprir as necessidades gestacionais que, muitas vezes, chegam a 6.000 UI de vitamina D3 por dia.

Acido fólico

O ácido fólico (vitamina B9), essencial para a formação do tubo neural do bebê, é tão importante que a maioria dos médicos o indica desde o período periconcepcional para a prevenção de defeitos no fechamento do tubo neural.

Podemos encontrar o ácido fólico em alimentos, tais como folhas verdes escuras, feijão, lentilha, beterraba, couve-flor, arroz integral e carnes. Muitas pessoas não conseguem transformar essa vitamina na sua forma ativa, o metilfolato, por isso a necessidade de suplementação diária dessas formas mais biodisponíveis.

Estudos revelam que a suplementação adequada dessa vitamina também está associada à prevenção e minimização de depressão pós-parto.

No entanto, cuidado com as altas dosagens de vitamina B9, pois seu excesso, em torno de 5 mg/dia, está relacionado a bebês com maior tendência ao autismo e o excesso de ácido fólico acaba reduzindo o mineral zinco, que compete pelo mesmo sítio de absorção da vitamina B9, fazendo com que a gestante apresente mais enjoos. Por isso, consulte sempre um nutricionista funcional para ajustes nas dosagens.

Zinco

O mineral zinco possui papel fundamental na formação do feto e no equilíbrio da saúde materna. Durante a gestação, existe uma elevada demanda de zinco por parte do bebê e, consequentemente, déficit para a mãe.

O zinco é importante no desenvolvimento cerebral durante a fase fetal e pós-natal, melhora e previne a depressão e é fundamental para o funcionamento do sistema imunológico de ambos.

Magnésio

A dosagem adequada desse mineral está associada à prevenção de várias condições patológicas, tais como pré

-eclâmpsia, câimbra nas pernas, paralisia cerebral em ocorrência de parto prematuro, diabetes gestacional, hipertensão gestacional e risco futuro de doença coronária.

O magnésio otimiza a pressão sanguínea e a tolerância à dor durante o parto.

A necessidade de magnésio aumenta durante a gestação e lactação (em torno de 350mg).

Ferro

Favorece o aumento do sistema imune e auxilia no transporte de oxigênio para as células. O ferro será usado pelo bebê e pelo desenvolvimento da placenta. Muito cuidado com anemia durante a gestação, pois pode acarretar complicações no parto, nascimento prematuro e até mortalidade materna.

Vitamina C

Possui efeito antioxidante, melhorando a imunidade. Importante para formação de colágeno e tecido conjuntivo.

Iodo

Auxilia na prevenção de má formação cerebral do bebê e preserva sua capacidade de aprendizado. Importante também no desenvolvimento de todos os órgãos.

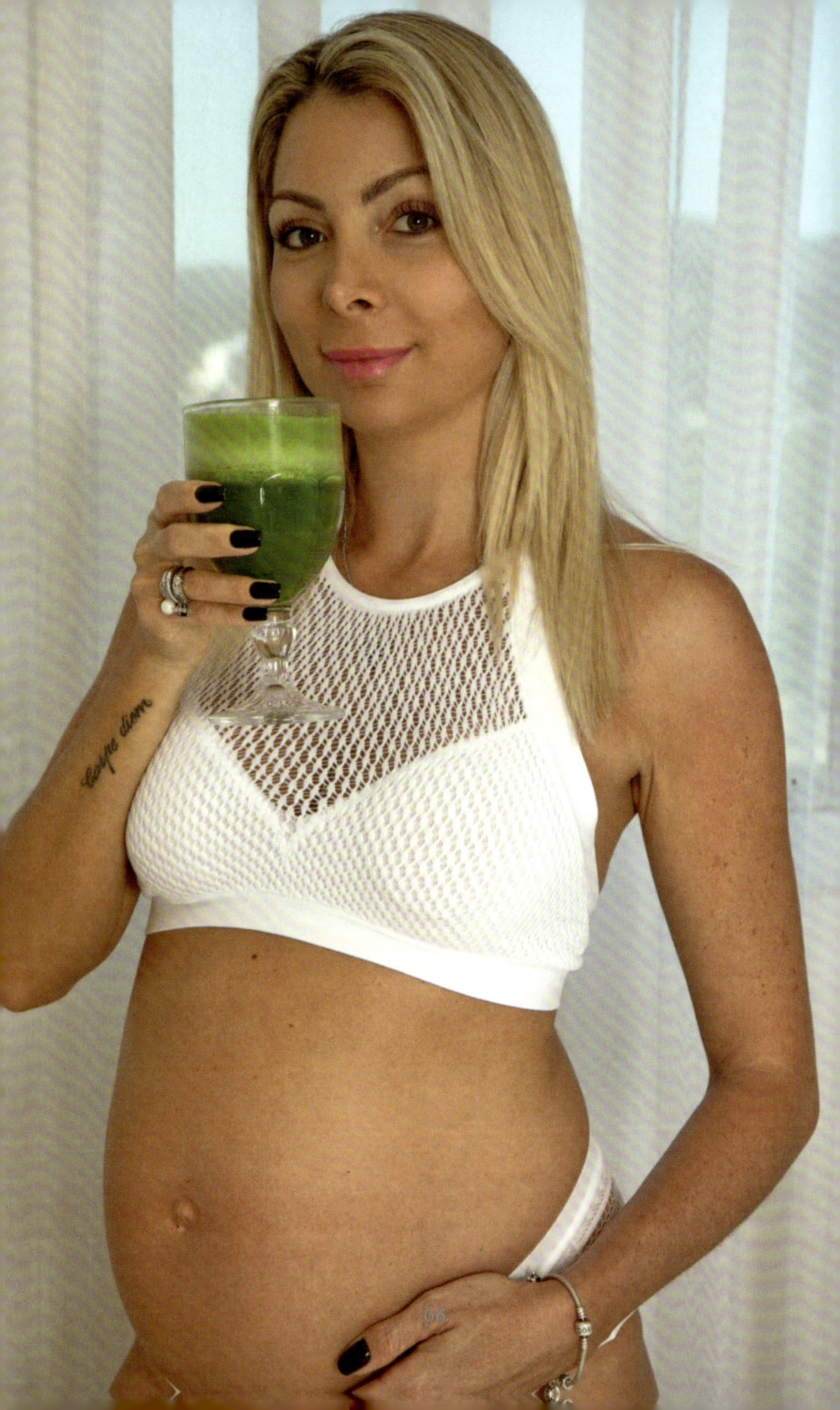

Receitas saudáveis

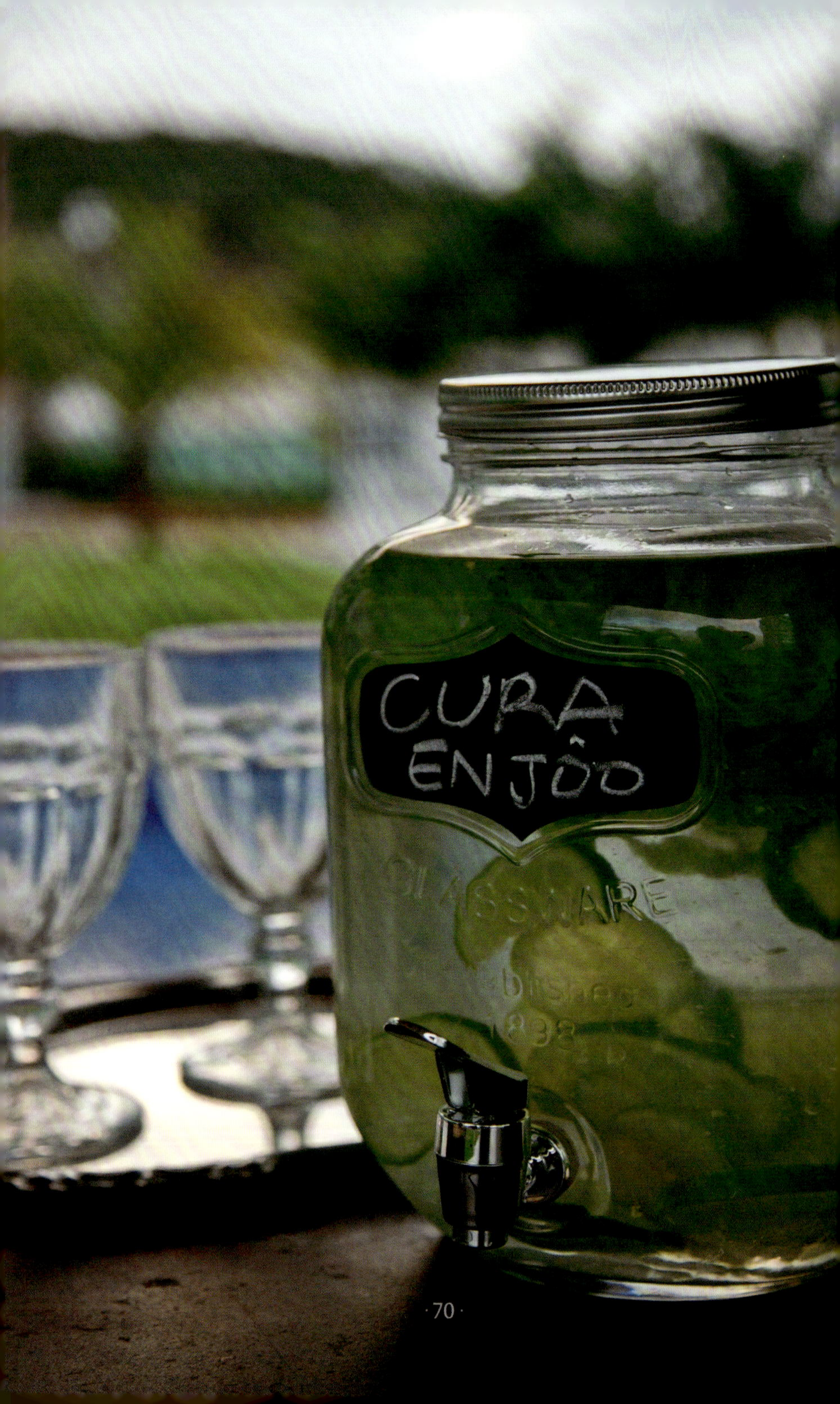
CURA
ENJÔO

Cura enjoo

NO PRIMEIRO TRIMESTRE, MUITAS GESTANTES APRESENTAM ENJOOS E FALTA DE APETITE, DANDO PREFERÊNCIA POR ALIMENTOS ÁCIDOS! ESSA RECEITA É IDEAL PARA ESSE PERÍODO.

Água aromatizada

Ingredientes

- 1 litro de água
- 1 limão
- 1 fatia de gengibre
- 1 ramo de hortelã
- 1 xícara de gelo

Modo de preparo: Em uma jarra, acrescentar água, gelo, limão cortado em rodelas, lascas de limão e folhas de hortelã. Deixar a jarra próxima e ir tomando ao longo do dia.

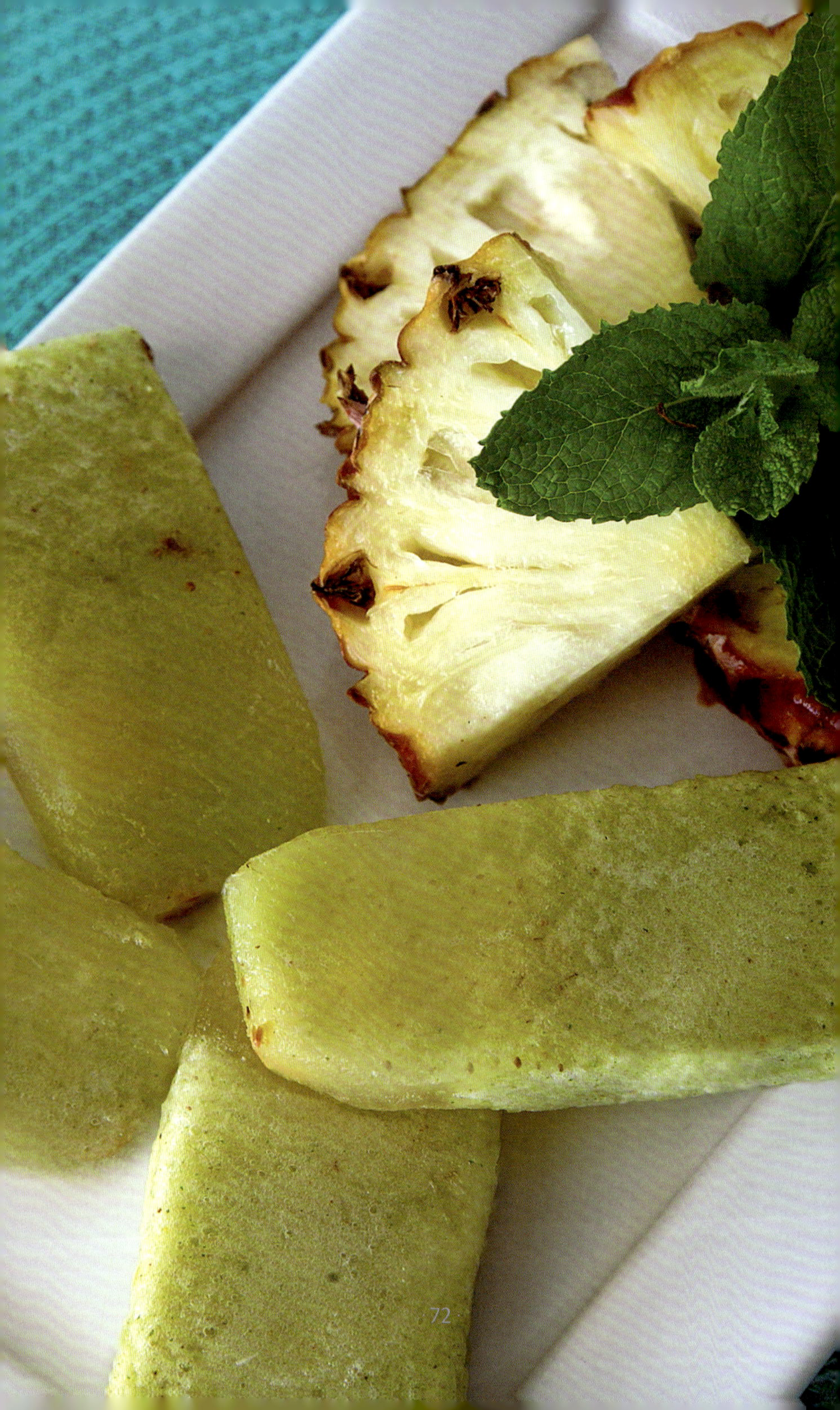

Picolé detox

Ingredientes

- 1 folha de couve orgânica
- 4 rodelas de abacaxi
- 1 lasca de gengibre
- 1 limão espremido
- 1 colher de sobremesa de óleo de coco
- 1 fio de melado ou néctar do coco

Modo de preparo:

Liquidificar todos os ingredientes e colocar em forminhas de picolé. Levar ao freezer por, aproximadamente, 3 horas.

ESSA RECEITA É IDEAL PARA O PRIMEIRO TRIMESTRE, NO QUAL MUITAS GESTANTES RELATAM TER VONTADE DE INGERIR APENAS ALIMENTOS CÍTRICOS. ALIVIA O ENJOO E A SENSAÇÃO DE MAL ESTAR.

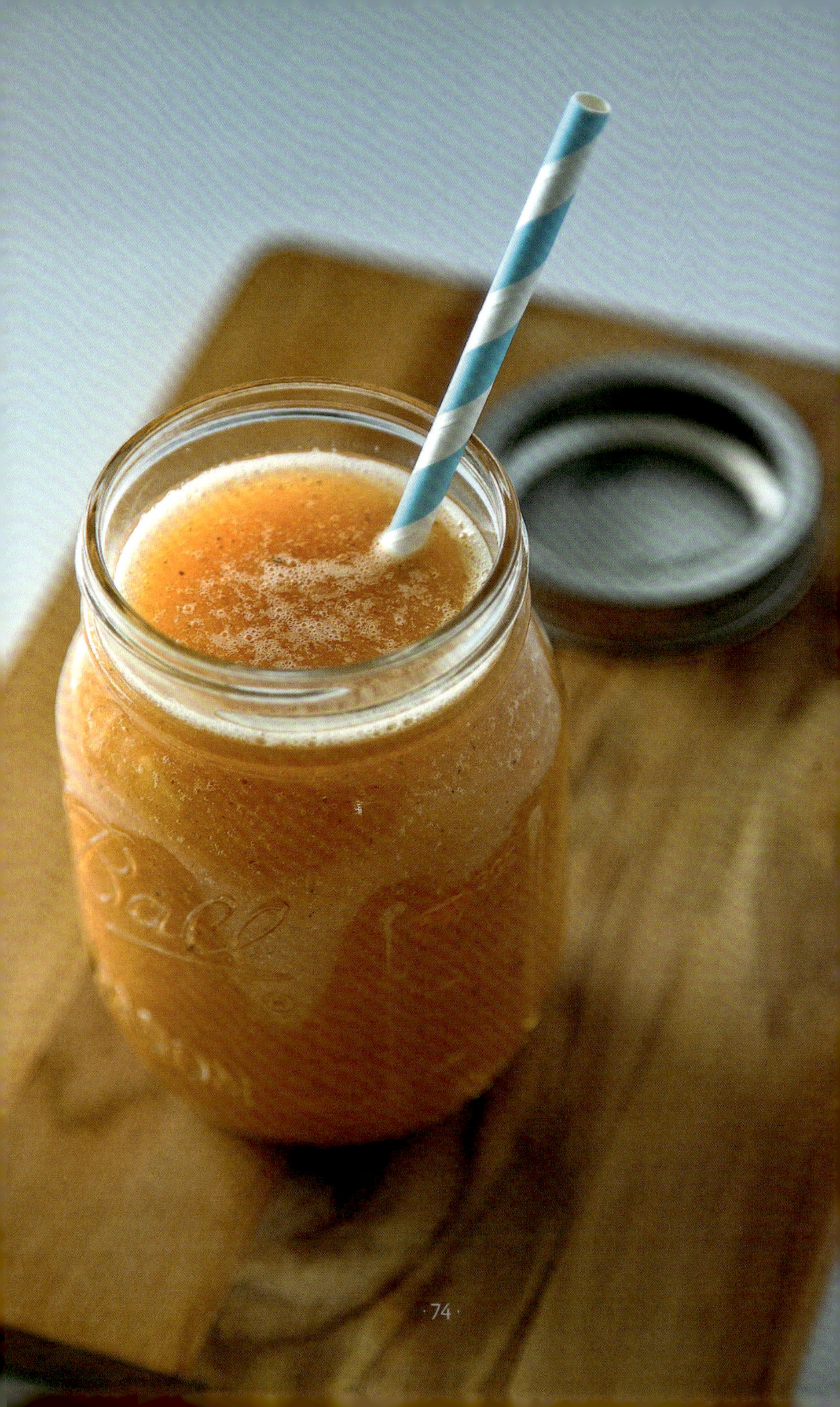

Coquetel laxativo

Ingredientes

- 1 fatia de mamão formosa
- 1 laranja espremida
- ½ copo de água com 2 ameixas secas
- 1 colher de sopa de chia
- 1 pitada de noz moscada
- 1 copo de água de coco

Modo de preparo:

Liquidificar todos os ingredientes e servir.

ESSA RECEITA AUXILIA NA MELHORA DO TRÂNSITO INTESTINAL, JÁ QUE A CONSTIPAÇÃO É UM SINTOMA FREQUENTE NOS PRIMEIROS MESES DA GESTAÇÃO.

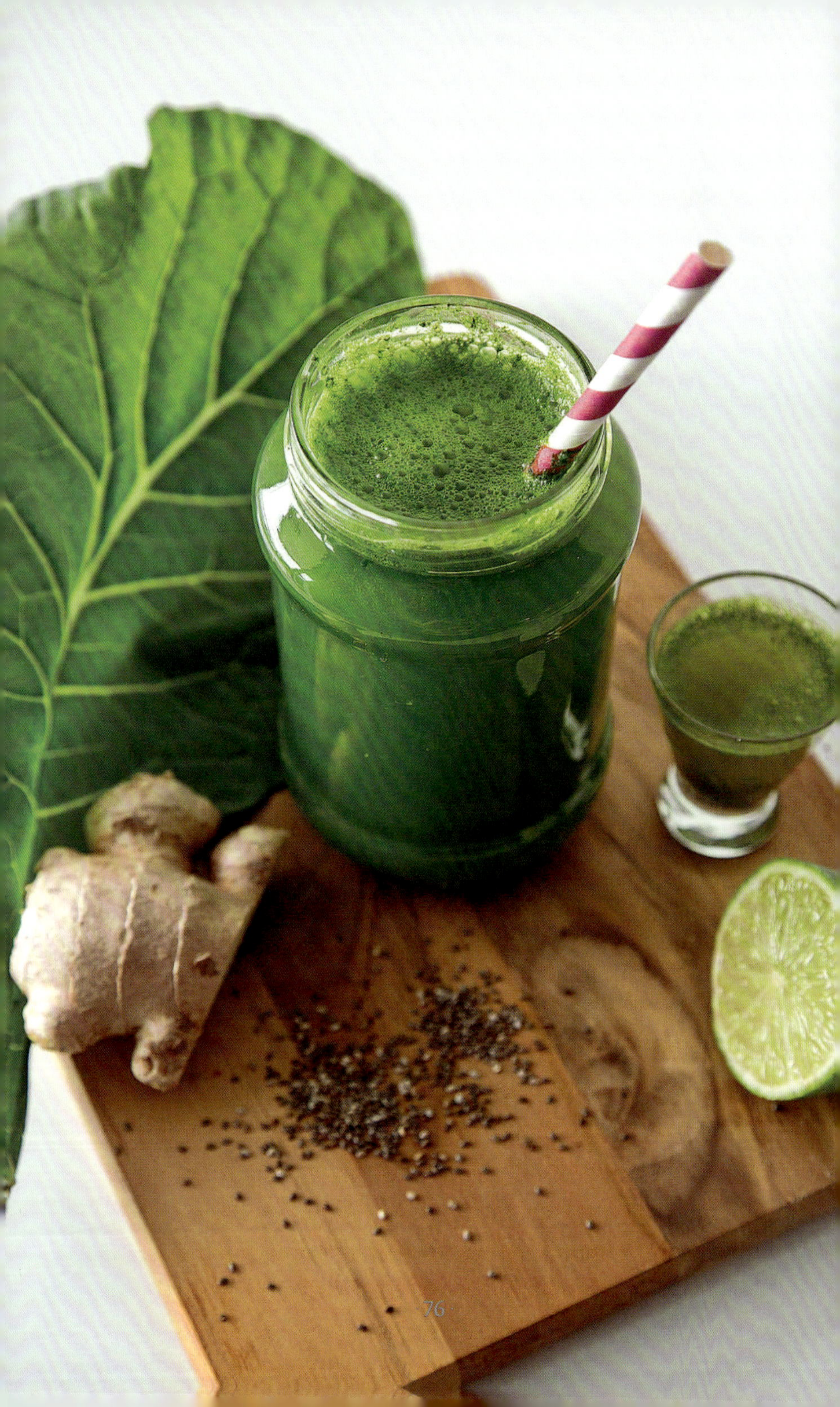

Suco verde

Ingredientes

- 1 copo de água ou água de coco natural
- 1 rodela de abacaxi
- 1 folha de couve orgânica
- 1 lasca de gengibre
- ½ limão espremido
- 1 colher de café de clorela em pó
- 1 pitada de chia
- 1 ramo de aipo

Modo de preparo: Liquidificar todos os ingredientes e servir.

ESSA RECEITA PROMOVE REFRESCÂNCIA, ALÍVIO DE ENJOO E MAL ESTAR! SUCO RICO EM MAGNÉSIO, FERRO, CÁLCIO, AUXILIA NA DETOXIFICAÇÃO DO ORGANISMO, MELHORA O FUNCIONAMENTO INTESTINAL E GARANTE MAIOR ENERGIA E DISPOSIÇÃO.

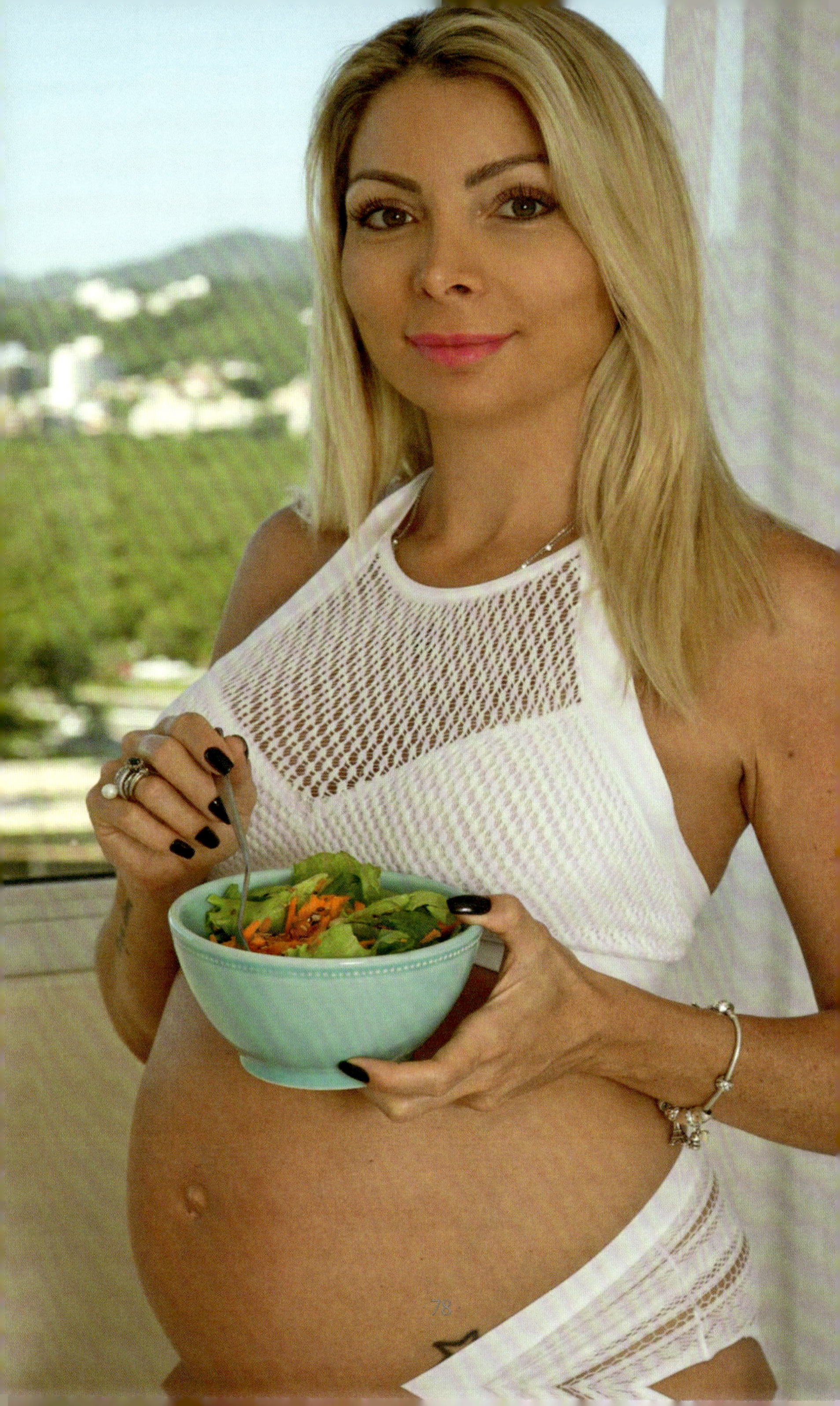

Almoço nutritivo

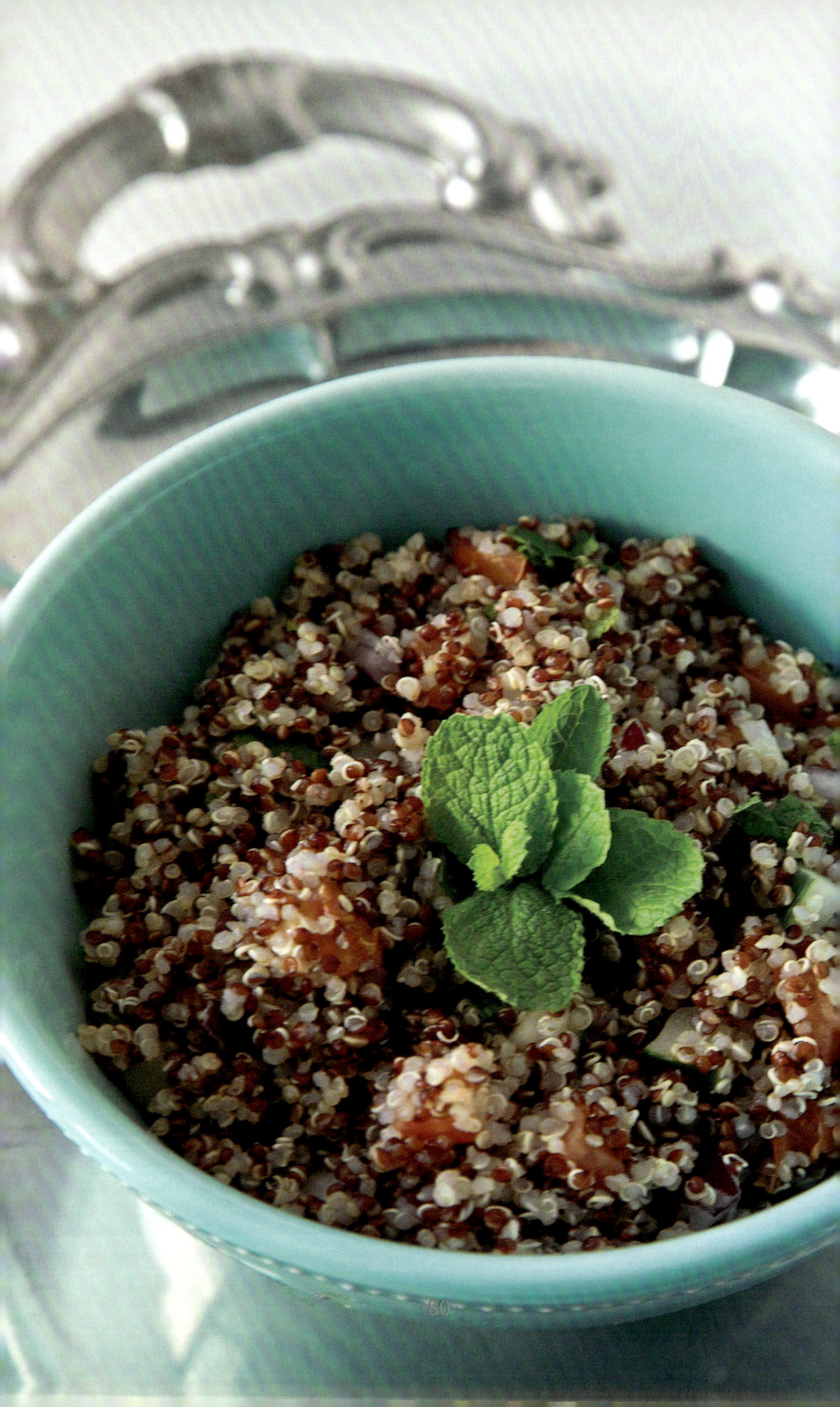

Tabule de quinoa

Ingredientes

- 1 xícara de quinoa em grãos cozida
- 1 pepino japonês picado
- 1 tomate picado
- ½ cebola roxa pequena picada
- 1 punhado de folhas de hortelã
- 1 limão espremido
- Sal rosa e pimenta-do-reino a gosto

Modo de preparo: Cozinhar a quinoa até amolecer os grãos. Escorrer toda água e deixar esfriar. Cortar o tomate, pepino e a cebola em cubos. Misturar todos os ingredientes e temperos e acrescentar o limão, sal rosa e pimenta-do-reino a gosto.

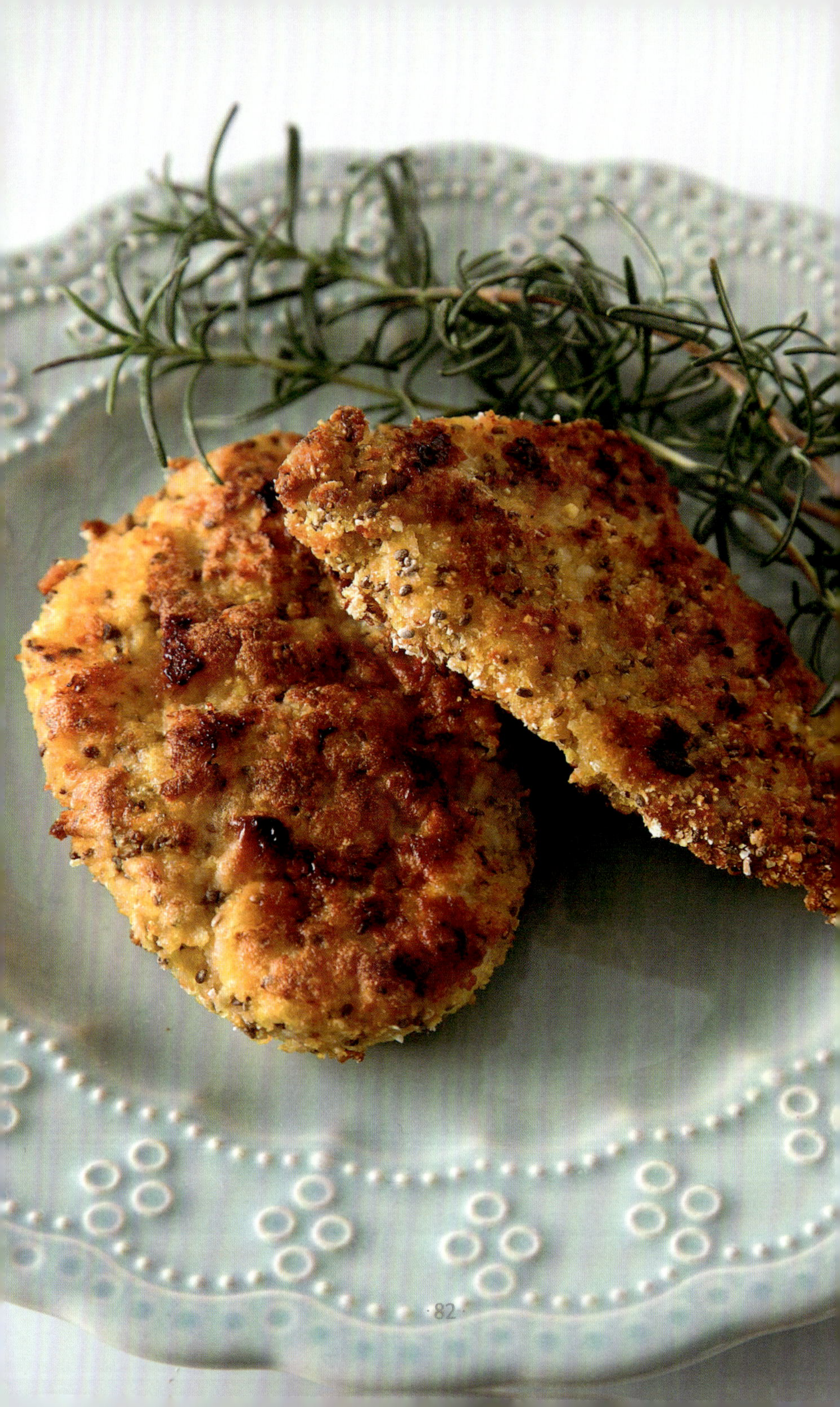

Peixe empanado

Ingredientes

- Filés de peixe
- Temperos: alho picado, limão, orégano, sal marinho e pimenta-do-reino
- 2 ovos caipiras batidos
- ½ xícara de farinha de coco
- 2 colheres de sopa de psyllium

Modo de preparo:

Temperar os filés. Empanar, passando primeiro nos ovos batidos e depois na farinha de coco misturada com o psyllium. Colocar em uma assadeira untada com óleo de coco. Levar ao forno. Quando estiver assado de um lado, virar os filés. Cuidado para que não fiquem ressecados. Retirar do forno e servir.

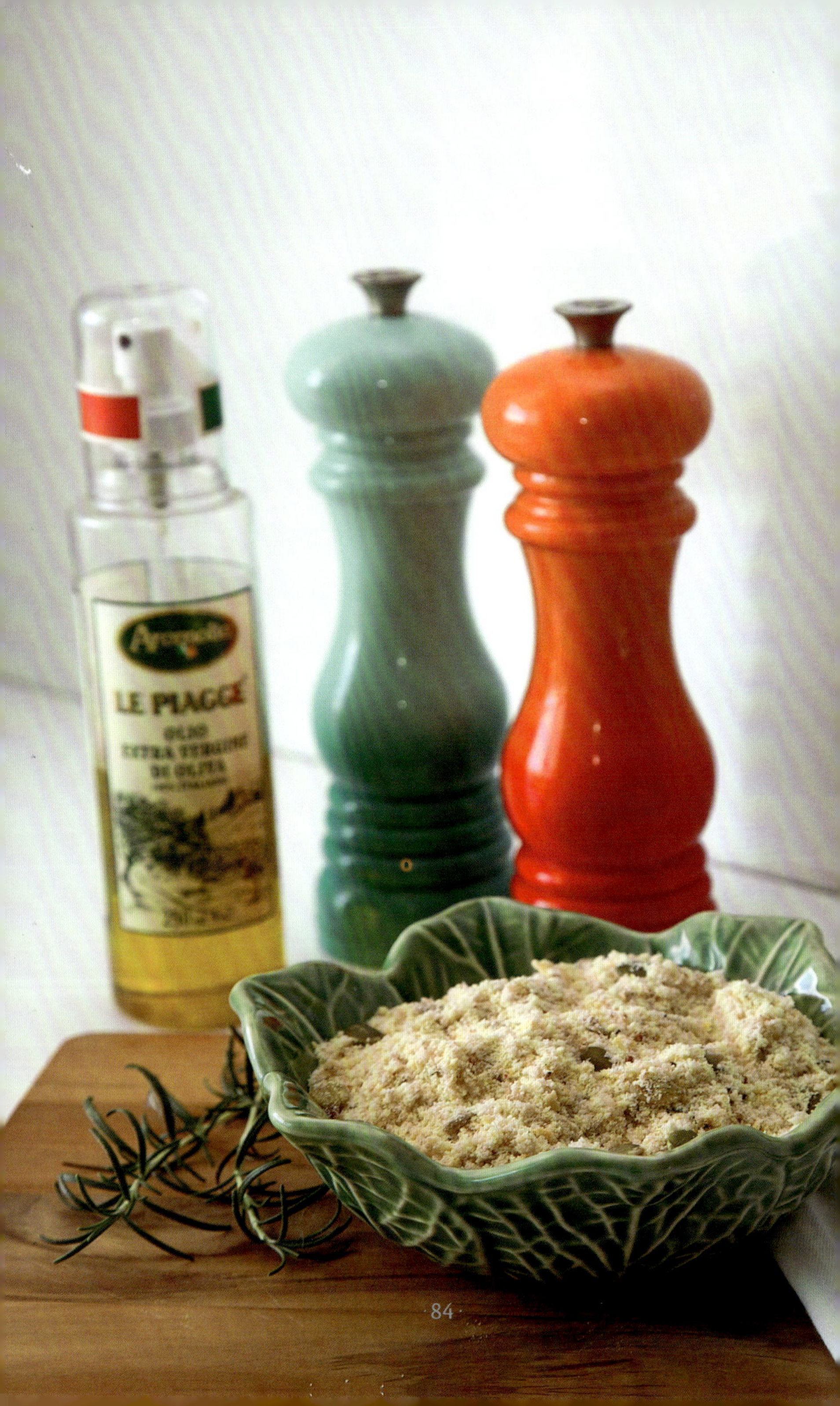
LE PIAGGE

Farofa funcional

Ingredientes

- 1 colher de sopa de farinha de milho
- 3 colheres de sopa de farinha de mandioca
- 2 colheres de sopa de gergelim
- 1 colher de sopa de cenoura ralada
- 2 colheres de sopa de semente de abóbora ou girassol
- 1 fio de azeite de oliva
- 1 colher de sopa de alho-poró picado
- Sal rosa ou marinho a gosto
- 1 colher de café de cúrcuma em pó
- Pimenta-do-reino a gosto

Modo de preparo:

Em uma frigideira com azeite de oliva, refogar o alho-poró e acrescentar as sementes e a cenoura, mexer até dourar. Acrescentar as farinhas e os temperos e mexer até ficar bem dourada. Desligar o fogo e servir.

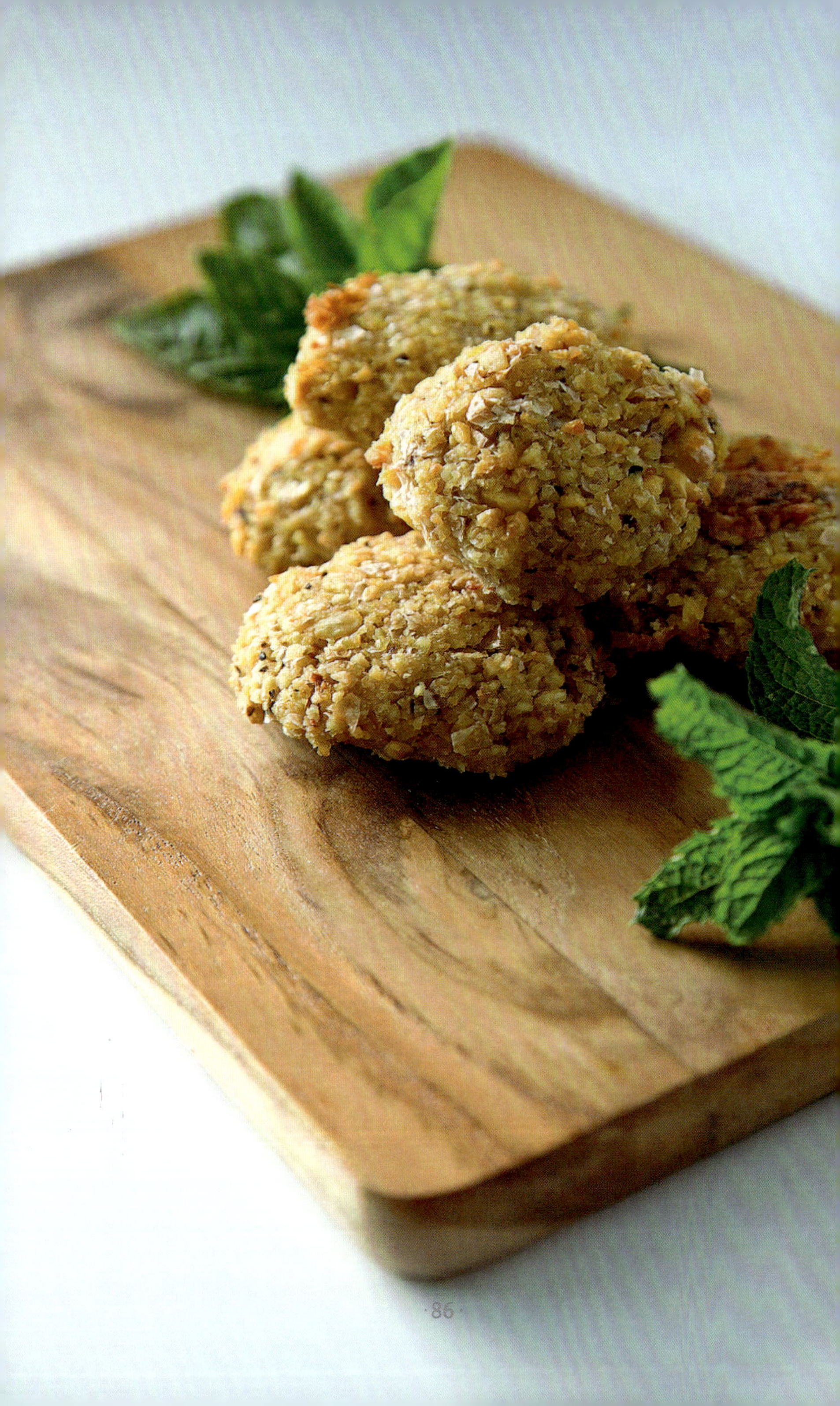

Bolinho vegano de grão-de-bico (falafel)

Ingredientes

- 2 xícaras de grão-de-bico deixados de molho por 12 horas
- ½ cebola roxa picada
- 2 dentes de alho
- ½ maço de hortelã ou salsinha
- 3 colheres de sopa de azeite de oliva
- 2 colheres de sopa de farinha de grão-de-bico
- 1 colher de chá de sal marinho
- 1 colher de chá de pimenta síria ou *Lemon pepper*

Modo de preparo:

Escorrer a água do grão-de-bico, processar bem o grão-de-bico até ficar bem picadinho. Acrescente os outros ingredientes, menos a farinha, e processe bem. Coloque essa mistura em um *bowl* e acrescente a farinha, misture bem com as mãos molhadas, faça bolinhas, depois amasse em formato de hambúrguer e coloque em uma forma untada com azeite e leve ao forno por, aproximadamente, 30 minutos.

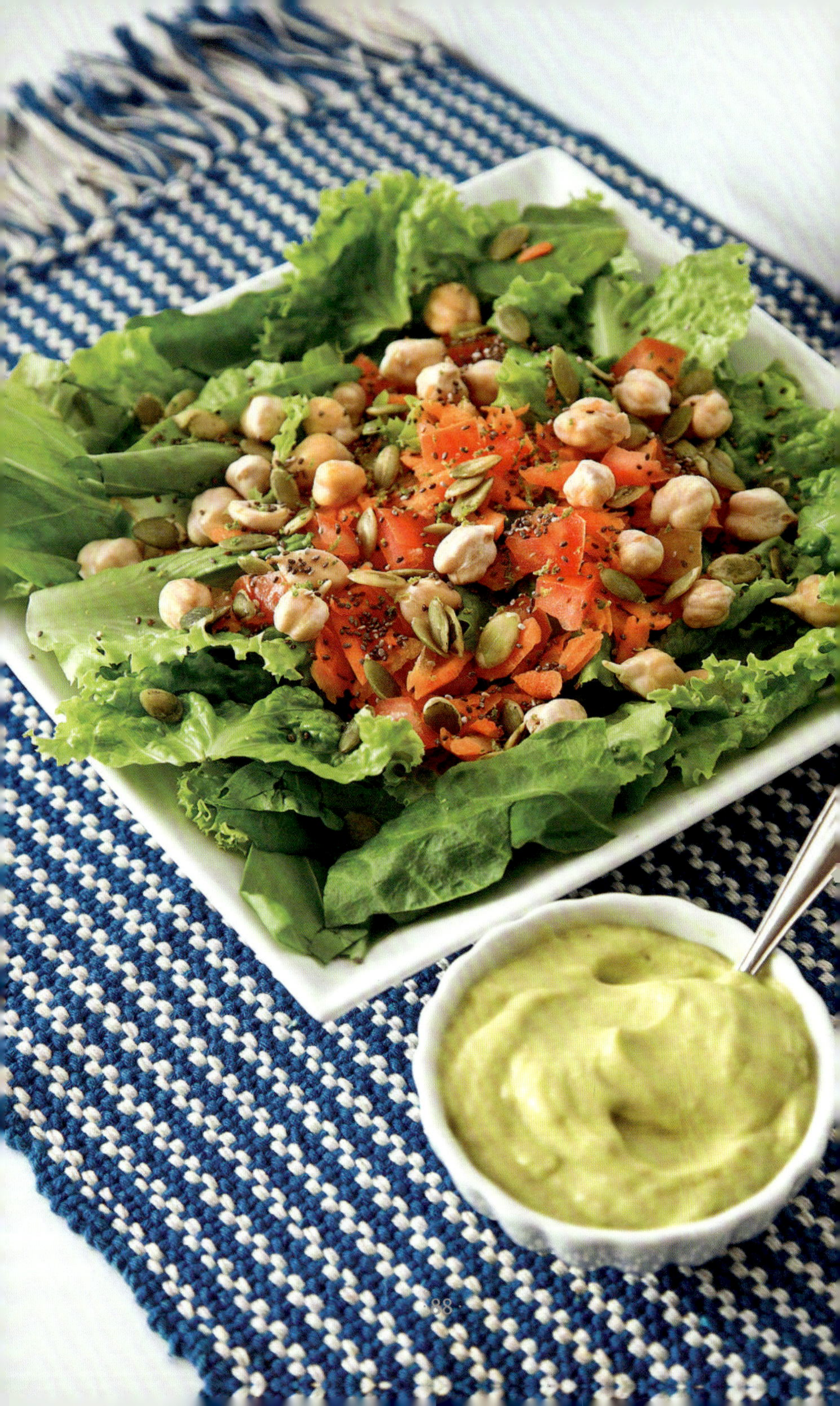

Salada nutritiva

Ingredientes

- 1 xícara de grão-de-bico cozido
- Folhas verdes orgânicas
- 1 tomate picado
- 1 cenoura ralada
- ½ xícara de semente de abóbora
- 1 colher de sopa de semente de chia

Modo de Preparo:

Higienizar as folhas, colocar em uma travessa com a cenoura ralada, tomate picado, grão-de-bico cozido e salpicar as sementes. Servir com maionese de abacate.

Maionese de abacate

Ingredientes

- ½ abacate maduro amassado
- 2 colheres de sopa de azeite de oliva extra virgem
- ½ limão espremido
- sal marinho e pimenta-do-reino a gosto

Modo de Preparo:

Liquidificar todos os ingredientes e servir.

A SALADA FICA COMPLETA EM NUTRIENTES: CARBOIDRATOS DE BAIXO ÍNDICE GLICÊMICO+ FIBRAS + GORDURA BOA DO ABACATE E PROTEÍNA VEGETAL PROVENIENTE DO GRÃO-DE-BICO.

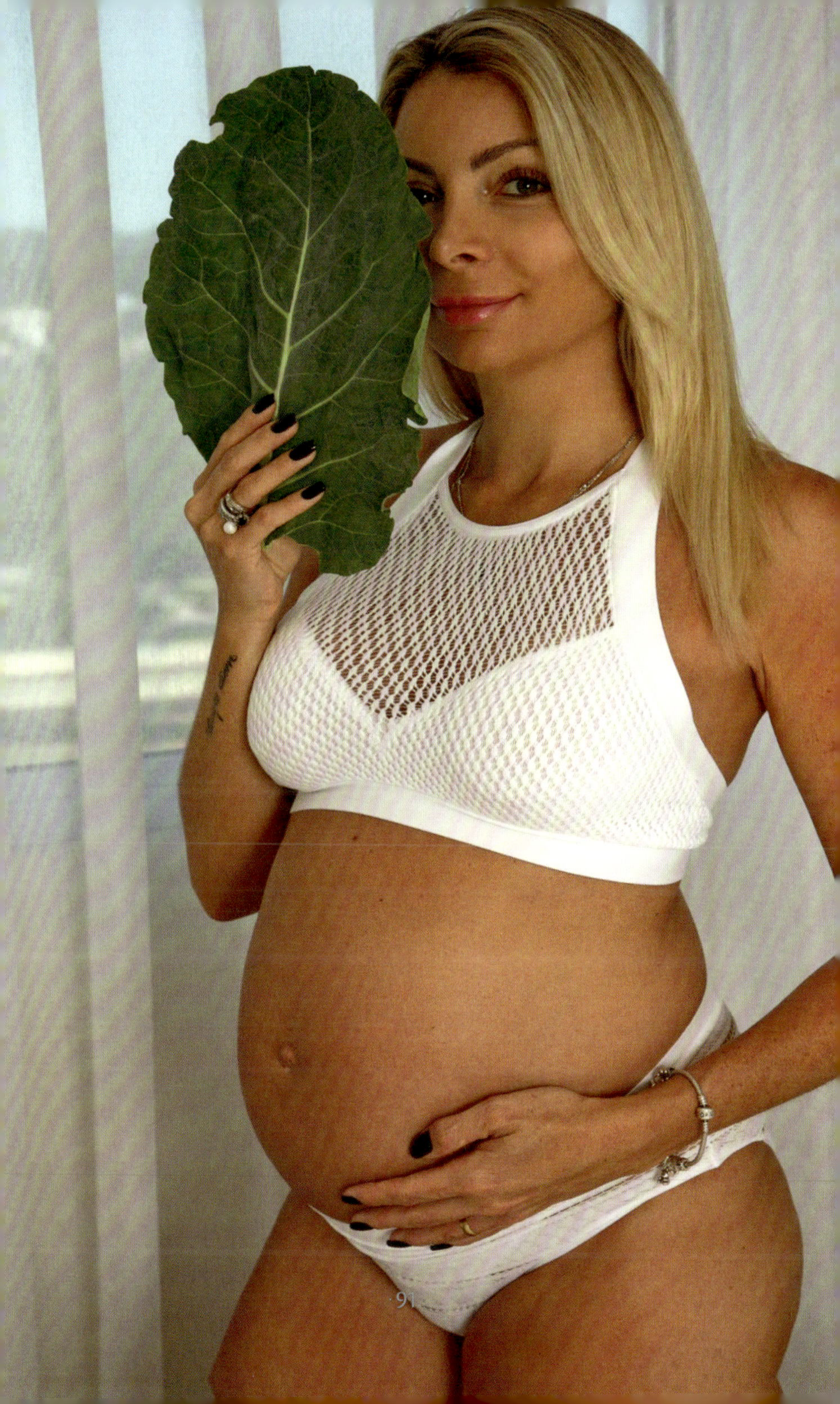

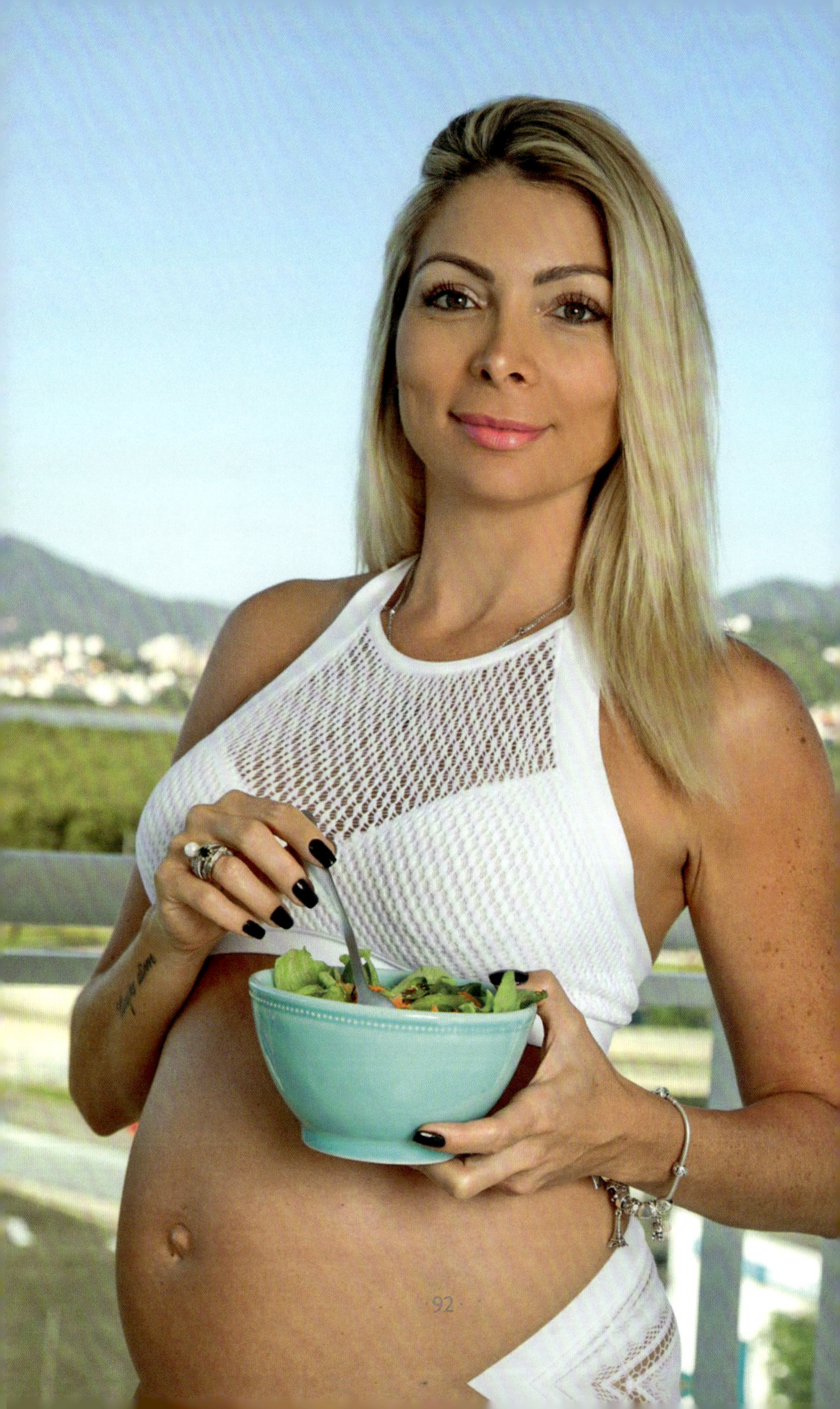

Lanchinhos do bem para comer sem culpa!

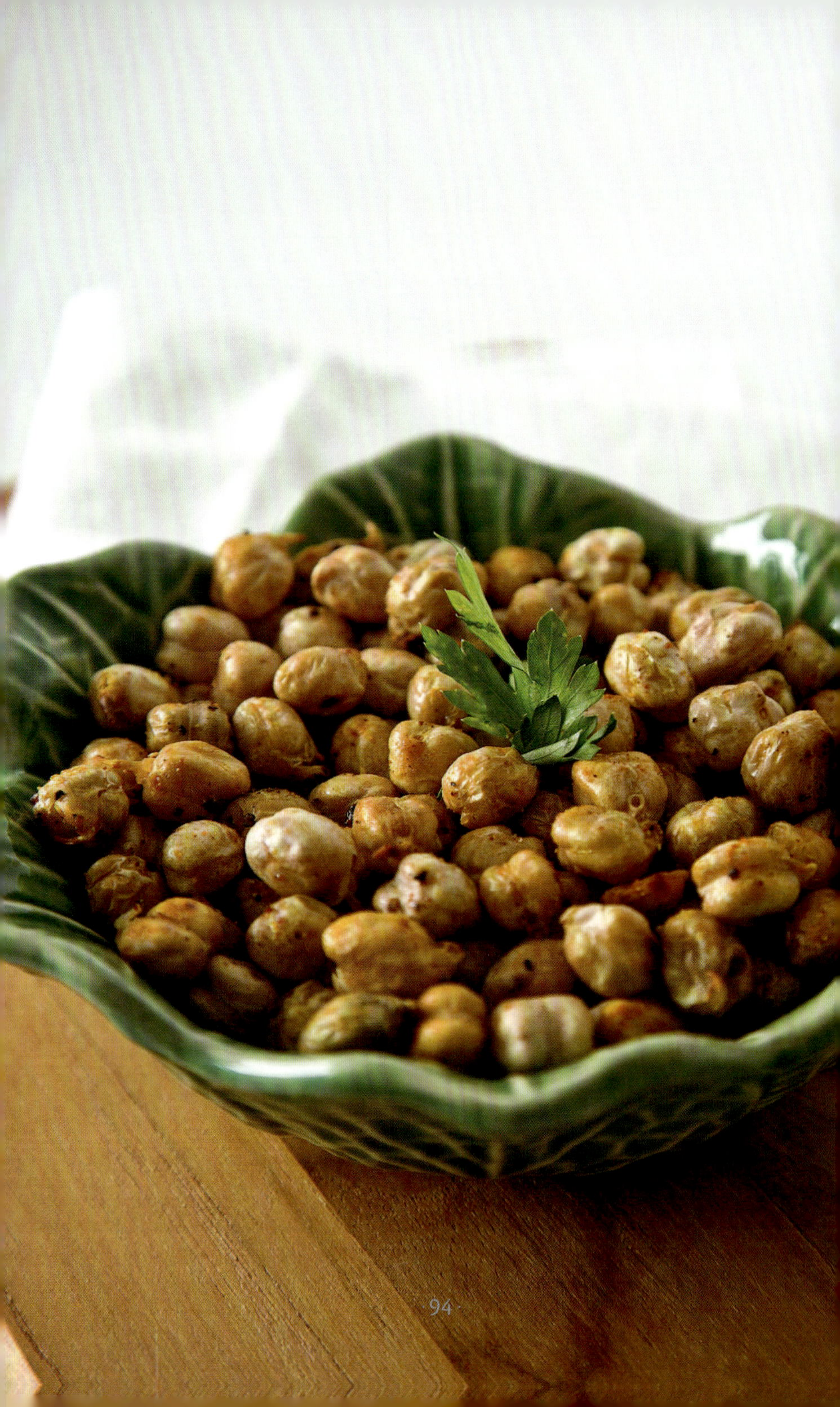

Snack de grão-de-bico

Ingredientes

- 1 xícara de grão-de-bico cozido
- 1 colher de sopa de azeite de oliva extra virgem
- 1 pitada de cúrcuma
- Sal marinho e pimenta-do-reino a gosto
- Ervas naturais a gosto

Modo de Preparo:

Deixar o grão-de-bico de molho por 12 horas, após cozinhar na panela de pressão até começar a chiar.

Escorrer bem a água e levar ao forno. Acrescentar o azeite e o restante dos ingredientes. Deixar no forno pré-aquecido a 200 °C por aproximadamente 30 min. Espalhar bem e ir mexendo para que não fiquem grudados. Esperar esfriar e guardar em um pote de vidro.

Dica:

ACRESCENTAR UMA COLHER DE SOPA DE VINAGRE E IR TROCANDO A ÁGUA.

ISSO AJUDA A DIMINUIR OS GASES!

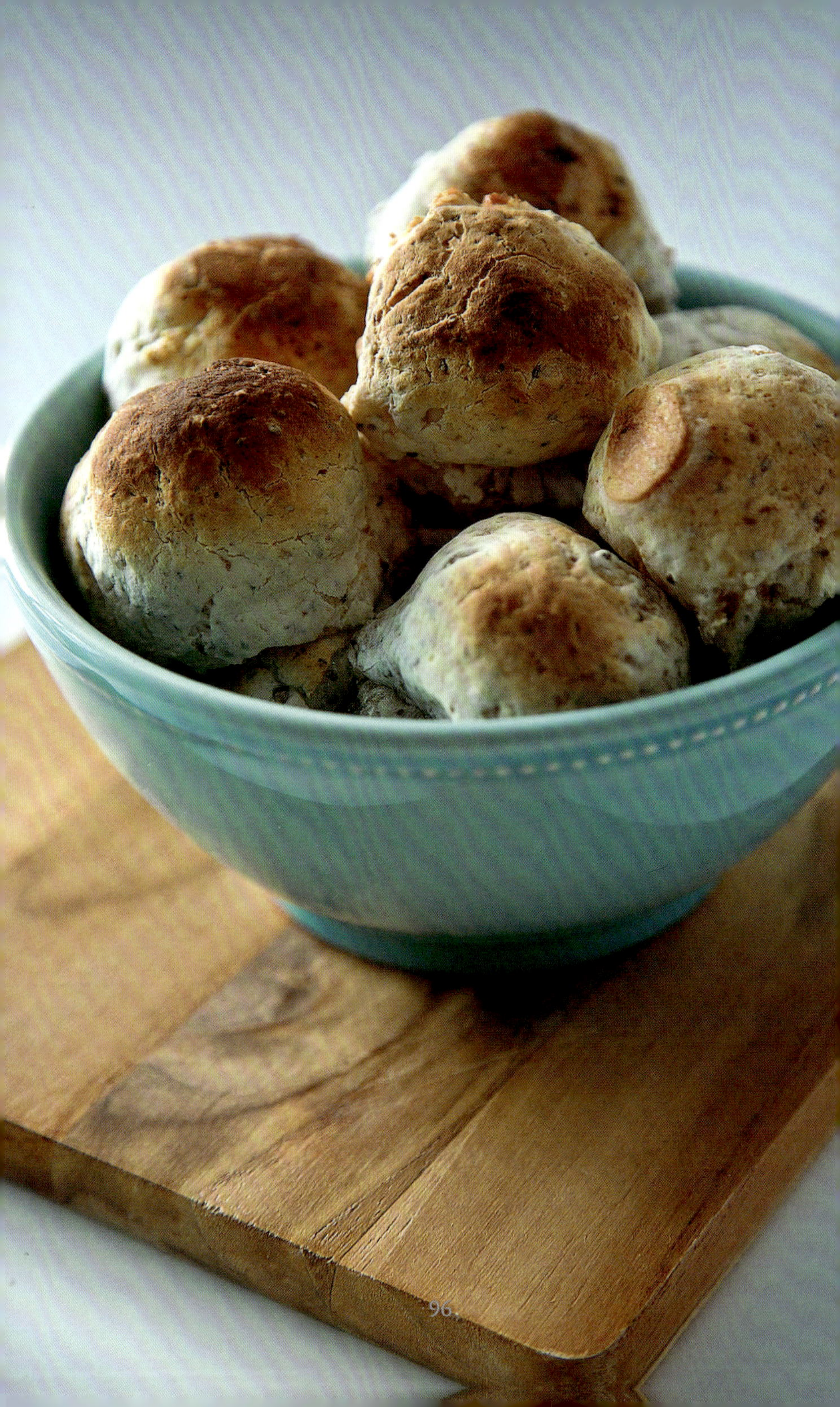

Pão de queijo vegano

Ingredientes

- 1 batata doce cozida e amassada
- 1 xícara de polvilho azedo
- 1 xícara de polvilho doce
- ½ xícara de água
- 2 colheres de sopa de azeite de oliva extra virgem
- 2 colheres de sopa de chia
- Sal marinho ou rosa a gosto

Modo de preparo:

Em uma tigela acrescentar todos os ingredientes e ir sovando até ficar uma massa homogênea. Fazer bolinhas e colocar em uma forma untada com óleo de coco. Levar ao forno pré-aquecido a 180 °C por, aproximadamente, 30 minutos.

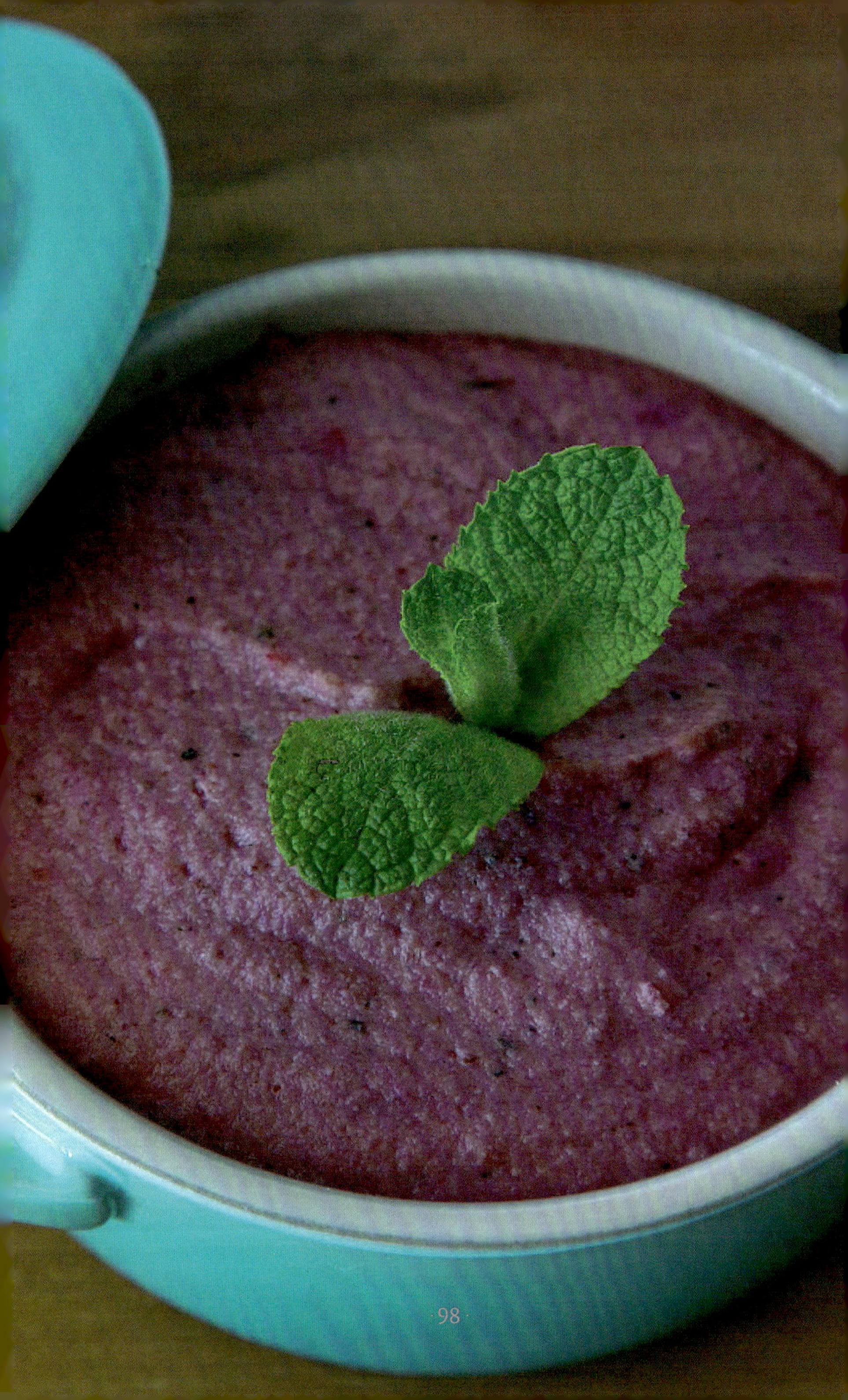

Homus de beterraba

Ingredientes

- 2 xícaras de grão-de-bico
- 2 dentes de alho
- 1 beterraba pequena
- 1 limão espremido
- 1 colher de sopa de tahine
- ½ xícara de água gelada
- 3 colheres de sopa de azeite de oliva
- Sal rosa e pimenta-do-reino a gosto

Modo de preparo:

Cubra o grão-de-bico com água e deixe de molho de um dia para o outro. Escorra, coloque em uma panela de pressão e cubra com água, leve ao fogo para cozinhar até chiar. Escorra bem a água. Liquidificar o grão-de-bico cozido com beterraba, suco de limão, tahine, água gelada e azeite até obter uma pasta lisa e homogênea. Armazenar em um pote na geladeira por, aproximadamente, sete dias.

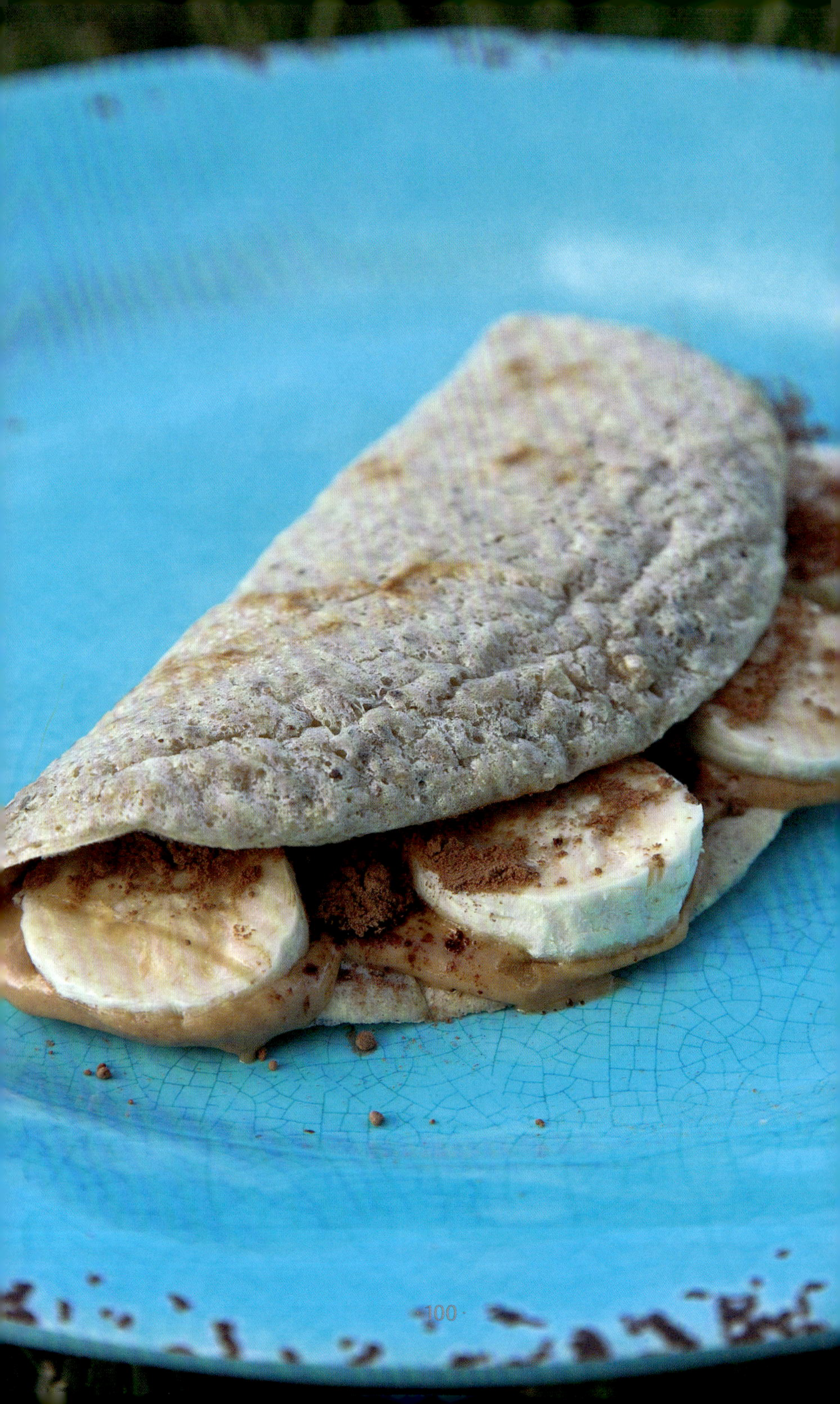

Panqueca funcional

Ingredientes

Massa

- 1 ovo caipira ou orgânico
- 2 colheres de sopa de mistura funcional (quinoa em flocos, farelo de aveia, semente de chia)

Recheio

- 1 banana
- 1 colher de sobremesa de pasta de amendoim sem açúcar
- 1 pitada de cacau em pó

Modo de preparo:

Misturar o ovo com a mistura funcional em uma tigela e colocar na frigideira untada com óleo de coco. Quando começar a descolar da frigideira, virar com a colher e deixar um pouco do outro lado. Rechear com uma banana picada em rodelas, acrescentar a pasta de amendoim e polvilhar cacau.

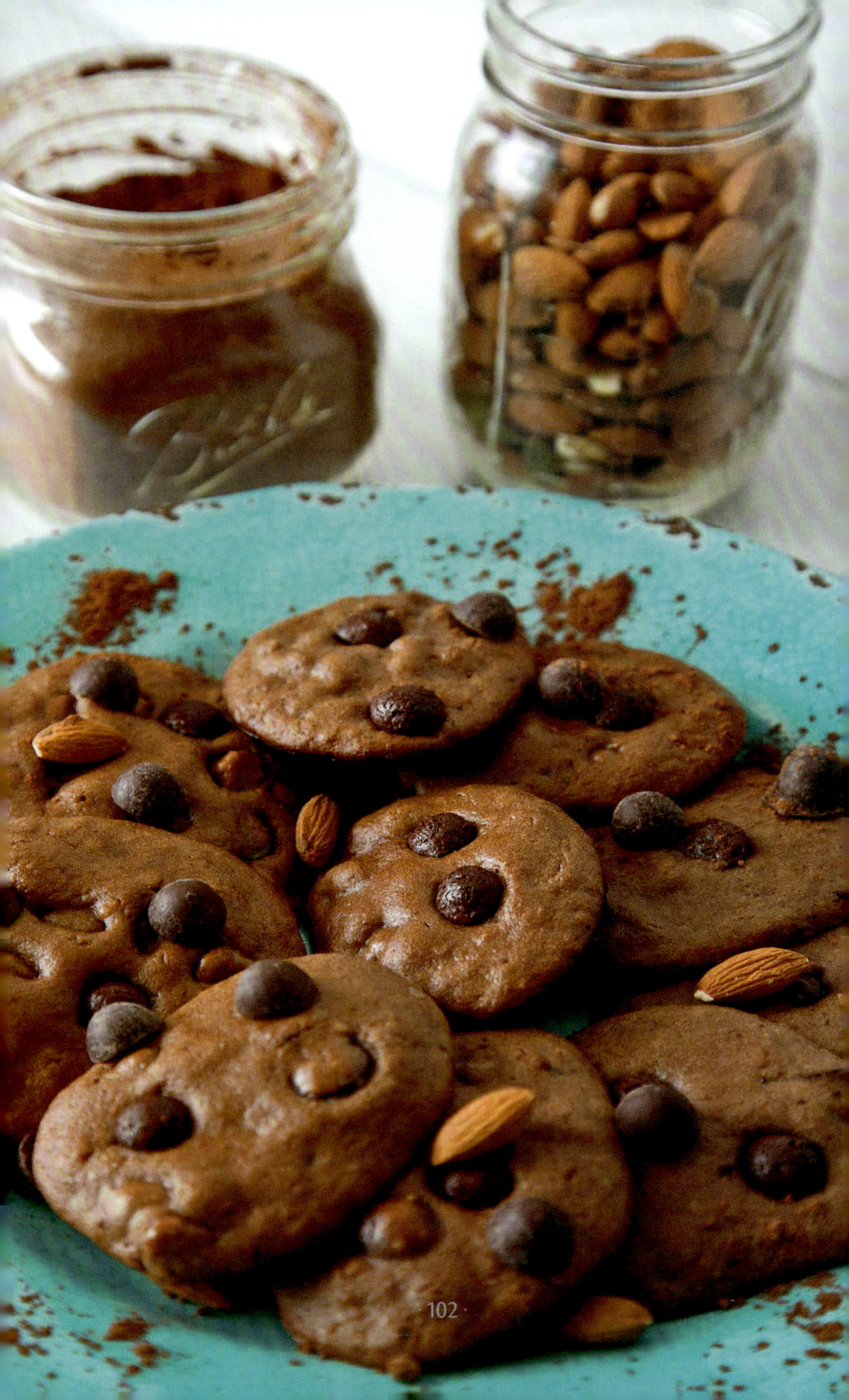

Cookies funcionais

Ingredientes

- 2 ovos caipiras batidos
- 1 xícara de farinha de amêndoas
- 1 pitada de cacau
- ½ xíc. de *nuts* (amêndoas, castanhas, nozes)
- 1 colher de sopa de açúcar de coco
- ½ xícara de gotas de chocolate 70% cacau
- 1 colher de chá de fermento

Modo de preparo:

Misturar bem todos os ingredientes em uma tigela até formar uma massa homogênea. Colocar em uma forma untada com óleo de coco e levar ao forno pré-aquecido por, aproximadamente, 15 minutos.

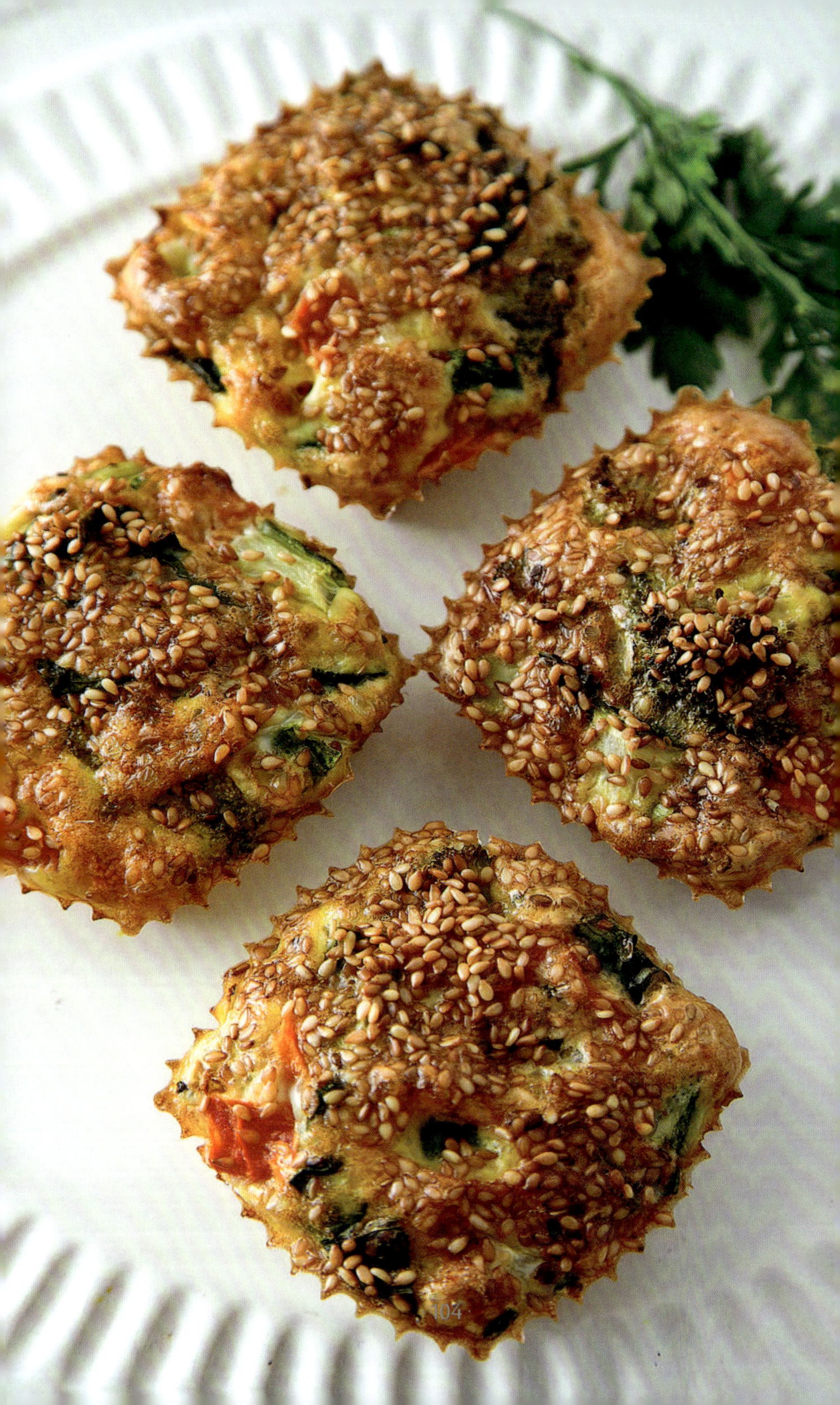

Tortinha de legumes

Ingredientes

- Legumes refogados (cenoura, abobrinha, brócolis, berinjela)
- 6 ovos caipiras ou orgânicos
- ¼ de cebola roxa picada ou 1 colher de sopa de alho-poró picado
- 2 colheres de sopa de farinha de quinoa em flocos
- Temperos a gosto (alecrim, orégano, salsinha, cebolinha)
- Sal marinho e pimenta-do-reino a gosto
- 1 pitada de cúrcuma

Modo de preparo:

Refogar a cebola ou alho-poró em uma frigideira com azeite de oliva. Picar os legumes e acrescentar na frigideira com um pouco de água até cozinhar no vapor. Em uma tigela, colocar os ovos, quinoa, sal, pimenta, ervas e mexer bem. Acrescentar os legumes em forminhas de silicone e cobrir com os ovos. Salpicar gergelim e levar ao forno em temperatura média por, aproximadamente, 25 minutos.

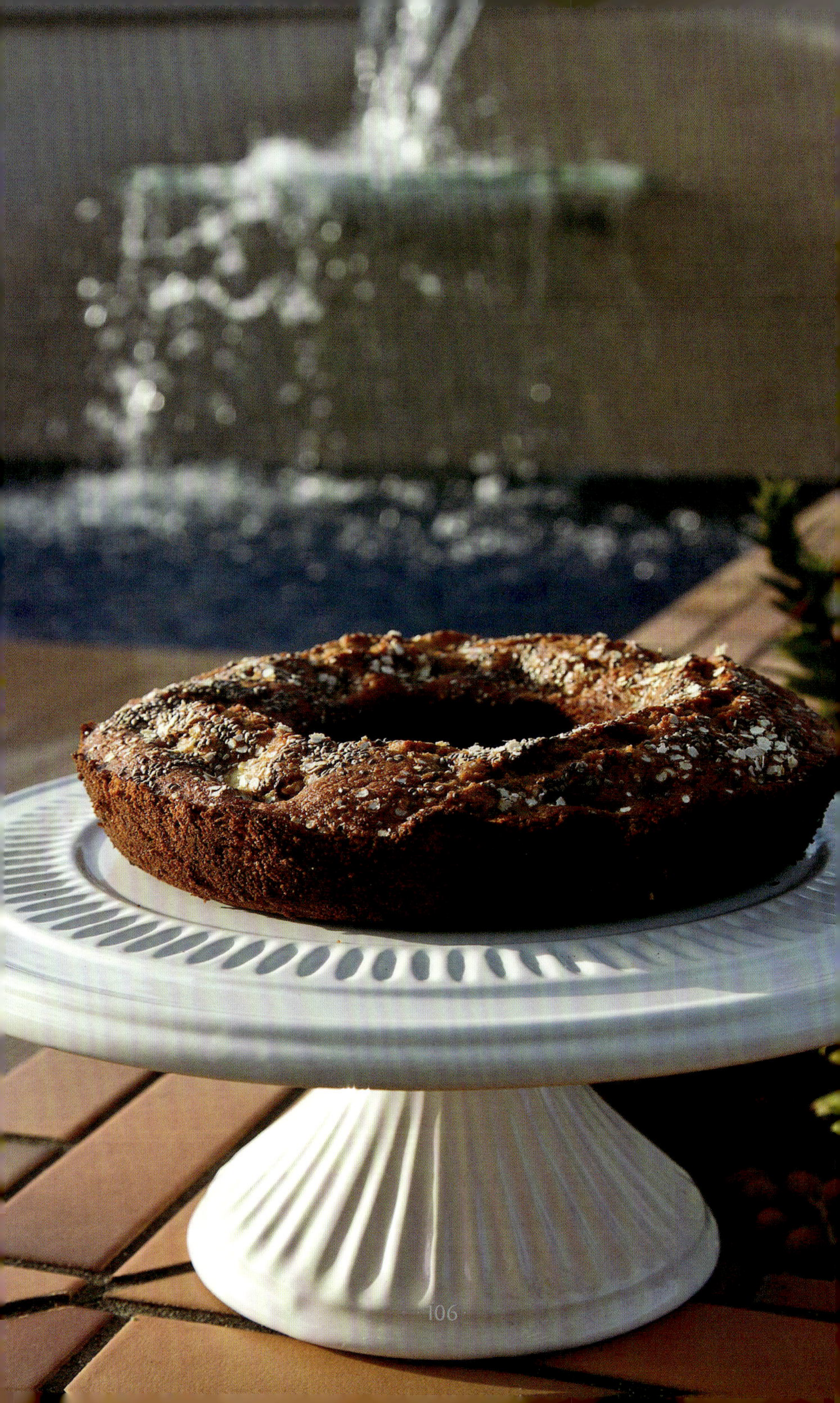

Torta funcional de banana

Ingredientes

- 6 bananas orgânicas
- 1 xícara de farinha de amêndoas
- 1 xícara de açúcar de coco
- 3 ovos caipiras ou orgânicos
- 3 colheres de sopa de óleo de coco
- ½ xícara de castanhas ou nozes picadas
- 1 colher de sopa de fermento

Modo de preparo:

Picar as bananas, colocar em uma tigela funda e misturar todos os ingredientes até virar uma massa bem cremosa. Colocar a massa em uma forma de bolo e cobrir com castanhas trituradas (ou chia ou coco ralado). Levar em forno médio por, aproximadamente, 30 minutos.

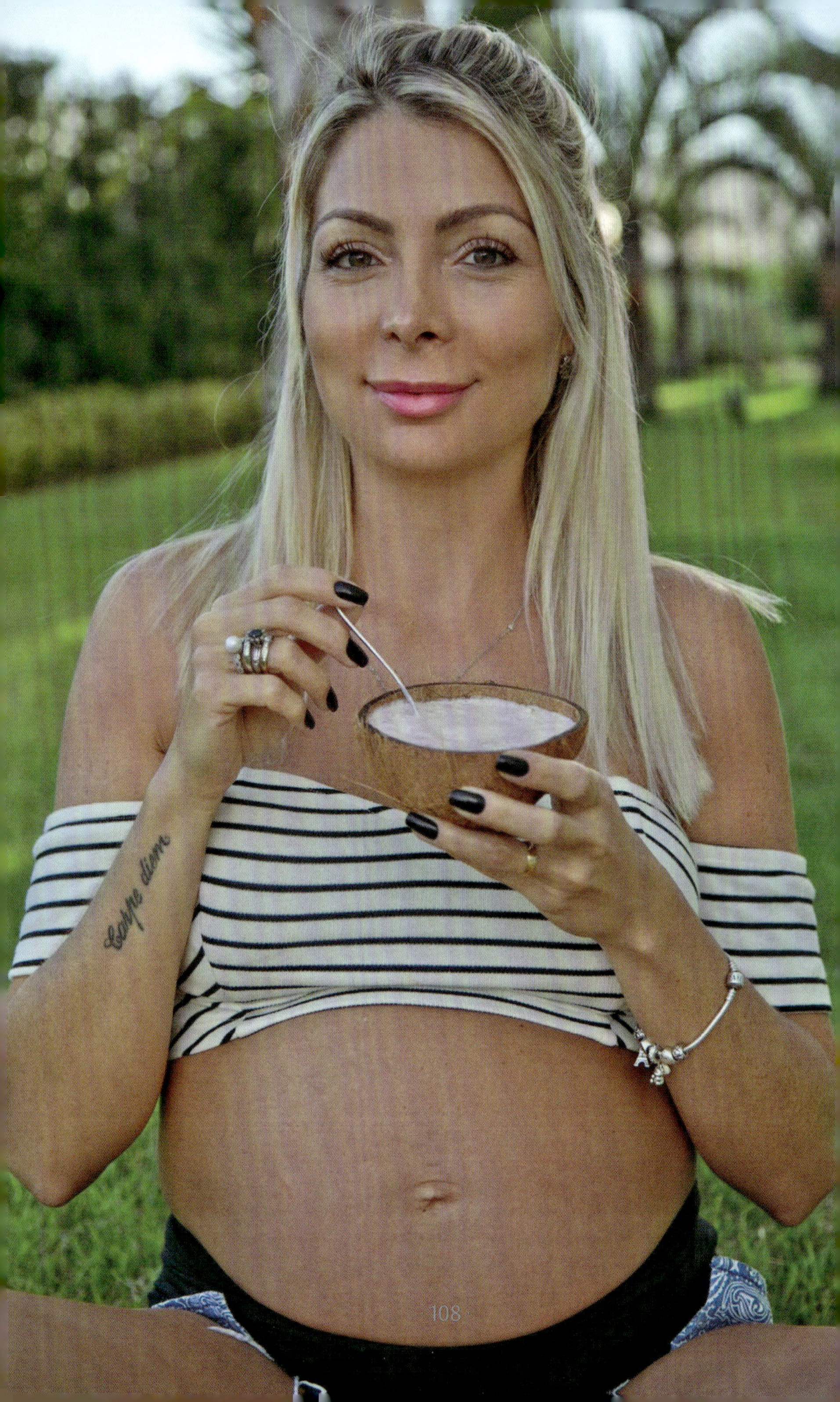

E quando bate o desejo por doces...

Algumas receitas para nutrir o seu corpo e adoçar sua alma

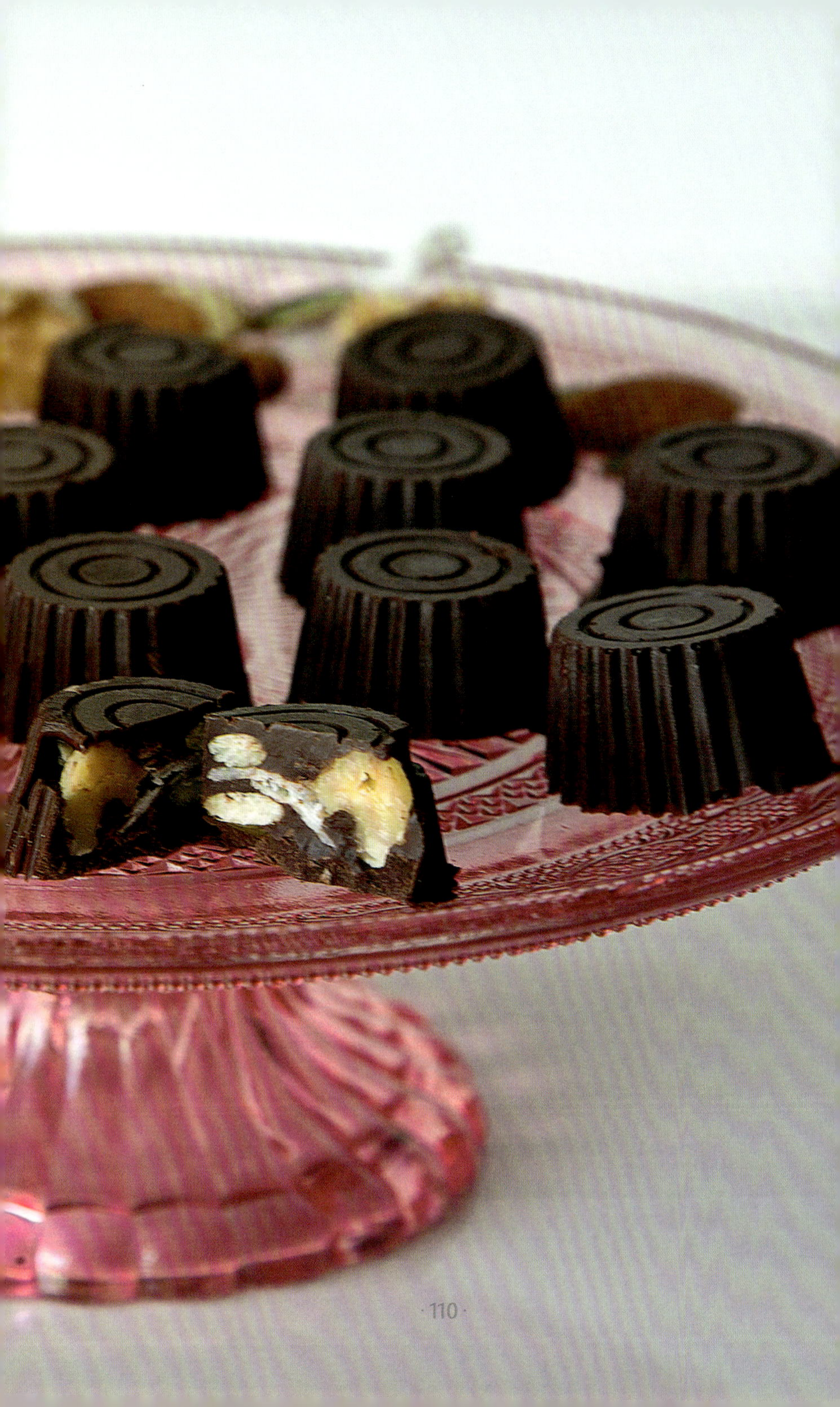

Bombons funcionais

Ingredientes

- 1 xícara de chocolate 70% cacau picado
- 1 colher de sopa de óleo de coco
- 1 colher de sopa de *gojiberry / cranberry*
- 1 colher de sopa de lascas de coco
- 1 colher de sopa de chia / semente de abóbora
- 1 colher de sopa de castanhas / nozes / amêndoas trituradas

Modo de preparo:

Derreter o chocolate em banho-maria e misturar bem o óleo de coco. Colocar em forminhas um pouco da mistura e acrescentar as castanhas, sementes e frutas secas. Cobrir o restante com a massa de chocolate. Levar ao congelador até endurecer. Desenformar e servir.

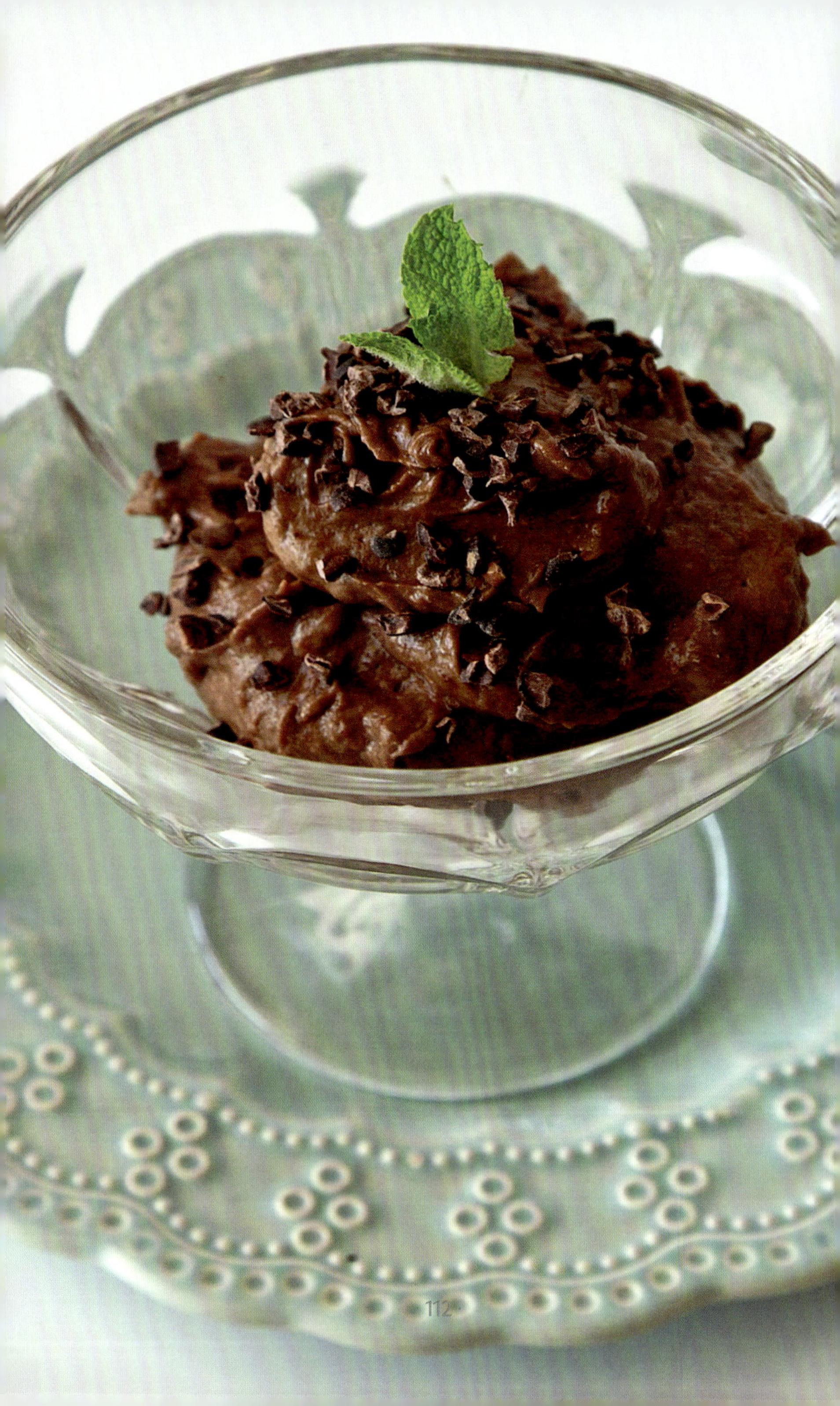

Mousse de banana com cacau

Ingredientes

- 3 bananas geladas
- 2 colheres de sopa de óleo de coco
- 2 colheres de sopa de pasta de amendoim integral sem açúcar
- 2 colheres de sopa de cacau em pó
- 3 colheres de sopa de nozes ou castanhas
- 1 colher de sopa de semente de chia

Modo de preparo:

Liquidificar as bananas congeladas com o óleo de coco, pasta de amendoim e o cacau em pó. Colocar em taças, salpicar as nozes e chia e servir.

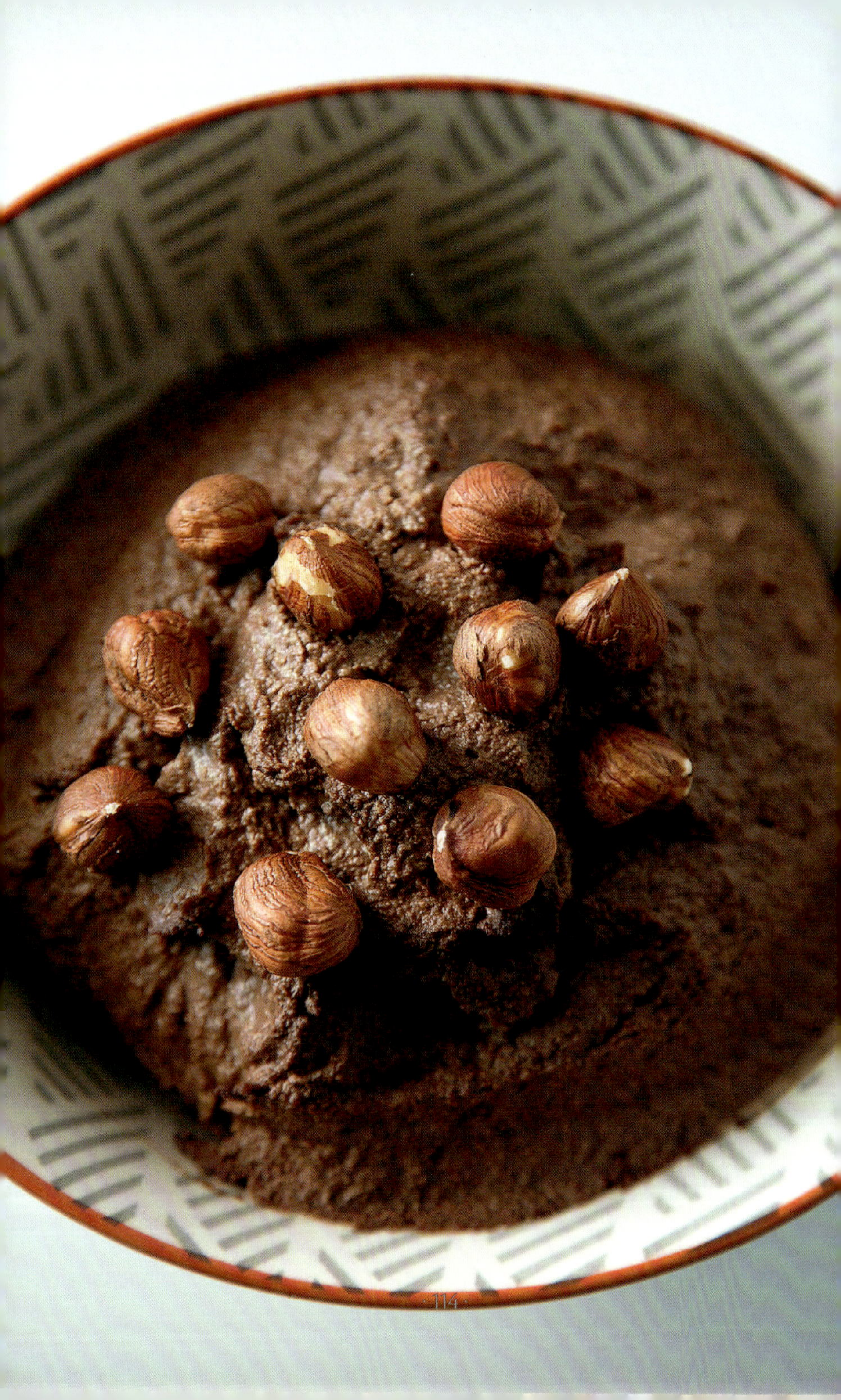

Nutella funcional

Ingredientes

- 1 xicara de avelãs
- ½ xícara de leite de castanhas ou amêndoas ou coco
- 1 colher de sopa de óleo de coco
- 2 colheres de sopa de cacau em pó
- 3 colheres de sopa de melado ou açúcar de coco
- 1 colher de chá de extrato de baunilha

Modo de Preparo:

Processar bem as avelãs, depois acrescentar o leite vegetal e continuar processando. Após adicionar o óleo de coco, cacau, extrato de baunilha e melado até virar uma massa homogênea. Armazenar em um vidro na geladeira por sete dias.

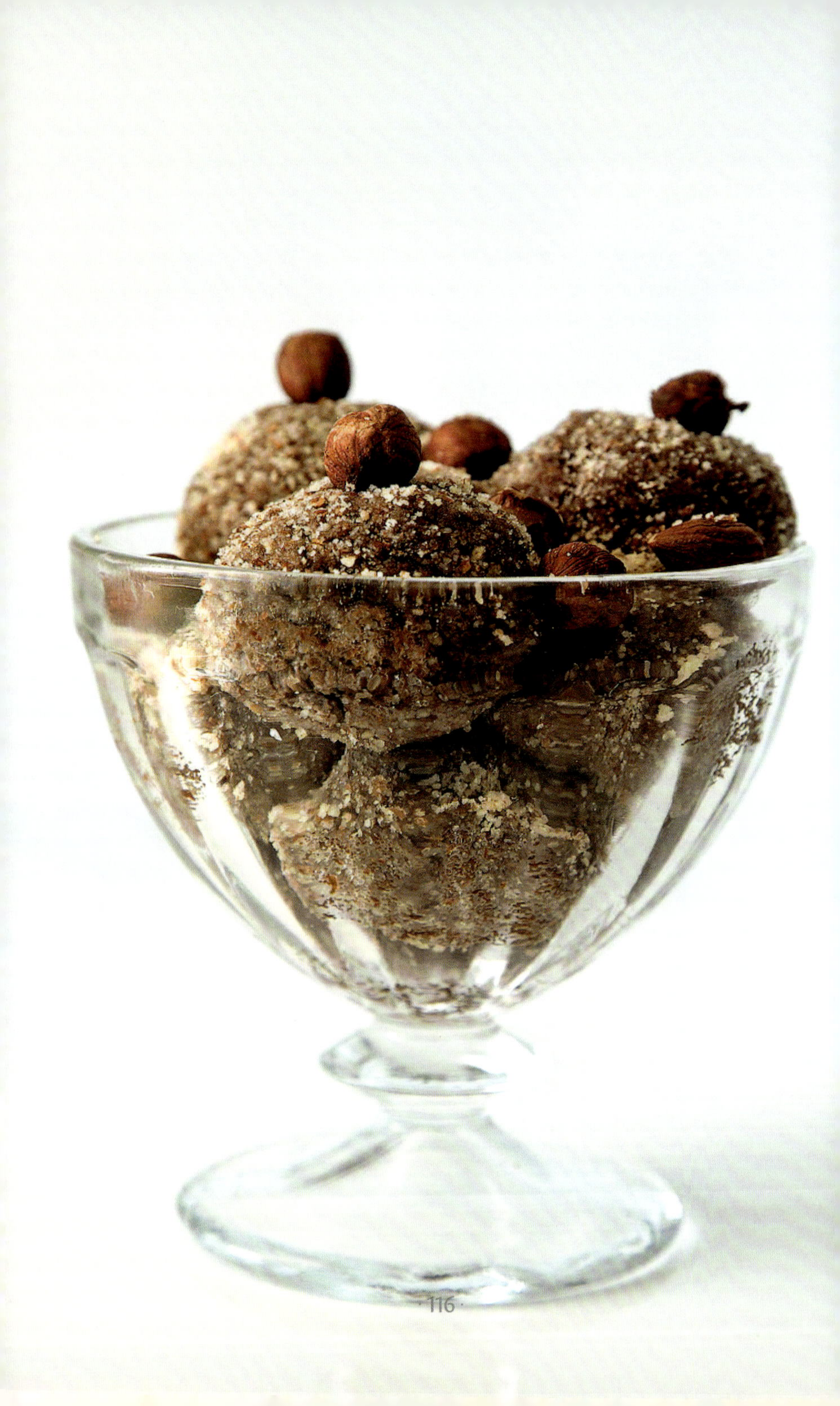

Trufas de nutella

Ingredientes

- 1 xicara de avelãs
- ½ xícara de leite de castanhas ou amêndoas ou coco
- 1 colher de sopa de óleo de coco
- ½ xícara de chocolate 70% cacau derretido
- 3 colheres de sopa de melado ou açúcar de coco
- 1 colher de chá de extrato de baunilha

Modo de Preparo:

Processar bem as avelãs, depois acrescentar o leite vegetal e o chocolate e continuar processando. Após adicionar o óleo de coco, extrato de baunilha e melado até virar uma massa homogênea. Deixar na geladeira até engrossar e enrolar nas avelãs trituradas.

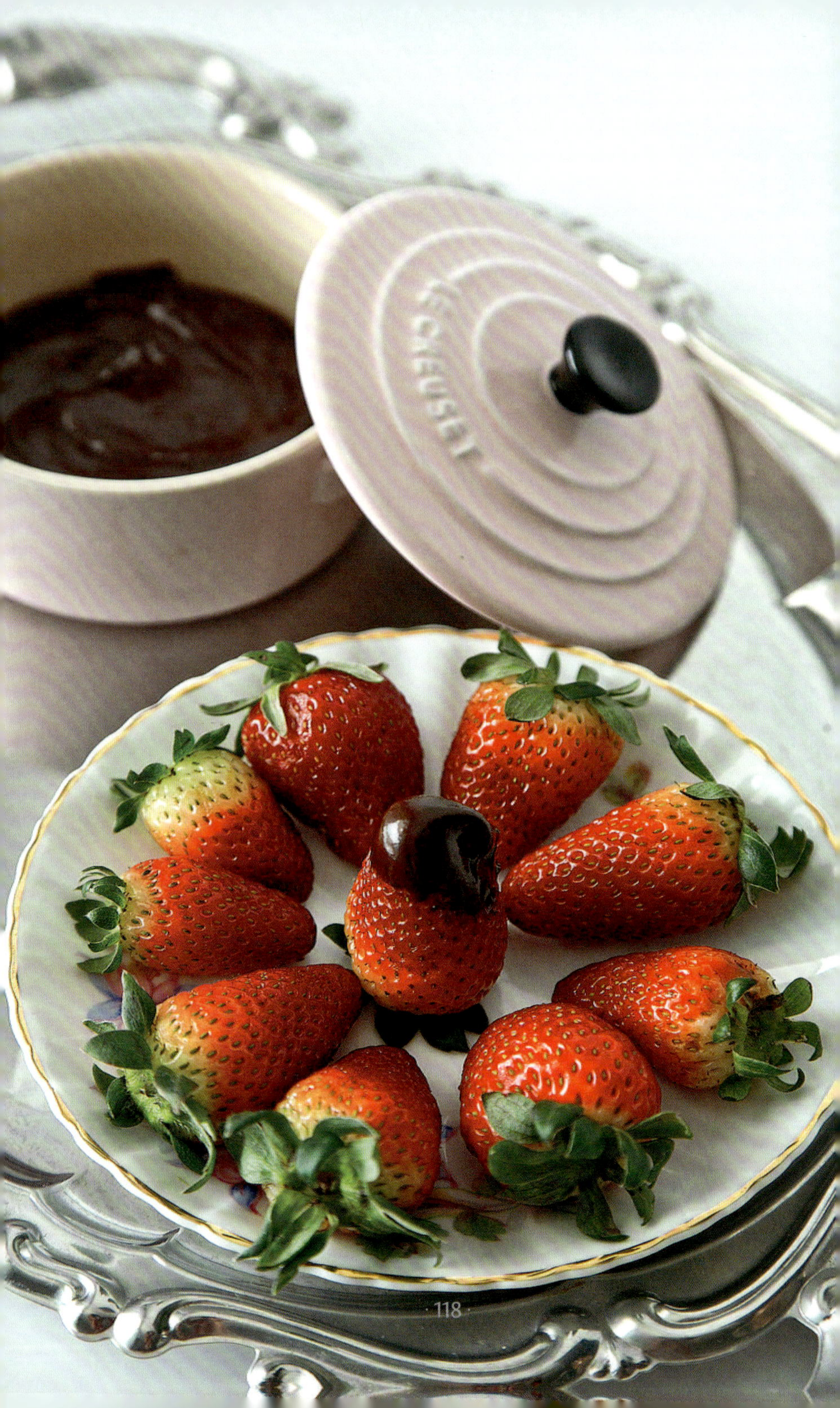
CREUSET

Ganache funcional

Ingredientes

- 1 barra de chocolate 70% cacau
- 1 colher de sopa de óleo de coco
- ½ xícara de leite de coco

Modo de preparo

Derreter o chocolate com o óleo de coco, acrescentar o leite de coco e ir mexendo até criar uma massa homogênea.

Referências bibliográficas

- ALLEN, LH. Anemia and iron deficiency effects on pregnancy outcome. Am J Clin Nutr. 2000.

- CARREIRO, D.M. & CORREA M.M. Mães saudáveis têm filhos saudáveis. 2a Edição. Editora Referência Ltda. São Paulo, 2011.

- GERNAND, AD, et al. Maternal Serum 25- Hydroxyvitamin D and Measures of Newborn and Placental Weight in a U.S. Multicenter Cohort Study. The Journal of Clinical Endocrinology & Metabolism.2012.

- WILSON, RD, et al. Pre-conception Folic Acid and Multivitamin Supplementation for the Primary and Secondary Prevention of Neural Tube Defects and Other Folic Acid- Sensitive Congenital Anomalies. Journal of Obstetrics Gynaecology Canada. 2015.